看護・保育・福祉・教職課程のための
セクシュアリティ論ノート

益田早苗 著

大空社出版

看護・保育・福祉・教職課程のための
セクシュアリティ論ノート

目次

はじめに……………………………………………………………………………… 4

Ⅰ 性：セクシュアリティの概念 ………………………………………………… 9
  1．性（セクシュアリティ）とは何か………………………………………… 10
  2．セクシュアリティの諸側面（構成要素）………………………………… 11
  3．セクシュアル・ヘルスとセクシュアル・ライツ………………………… 16
  4．リプロダクティブ・ヘルス／ライツ RHR から SRHR へ……………… 18

Ⅱ 人間の一生と性：ライフサイクルと性 ……………………………………… 21
  1．乳幼児期…………………………………………………………………… 22
  2．学童期（小学校入学から小学 3 年生頃まで）…………………………… 25
  3．思春期（8・9 歳から 17・18 歳：小学校高学年から高校生）………… 25
  4．成人期（青年期から 30 代）……………………………………………… 26
  5．中年期・壮年期（更年期：40 〜 50 代）………………………………… 28
  6．老年期（65 歳以上）……………………………………………………… 29

Ⅲ 性行動と性反応 ………………………………………………………………… 31
  1．脳と性……………………………………………………………………… 32
  2．生殖器の名称と働き……………………………………………………… 32
  3．性ホルモンの分泌と働き………………………………………………… 39
  4．性的な魅力………………………………………………………………… 39
  5．人間の性行動……………………………………………………………… 40
  6．性的親密性の 12 段階…………………………………………………… 41
  7．性行為とは………………………………………………………………… 42
  8．人間の性反応……………………………………………………………… 43
  9．マスターベーション（masturbation）………………………………… 44
  10．避妊（contraception）の方法 ………………………………………… 46

Ⅳ 少数派マイノリティの性 ……………………………………………………… 49
  1．性の多数派マジョリティと少数派マイノリティ………………………… 50
  2．同性愛……………………………………………………………………… 50
  3．トランスジェンダー（transgender）…………………………………… 51

4．性分化疾患（Disorders/Differences of Sex Development：SDs）……………………… 51
5．性同一性障害（性別不合 GI）……………………………………………… 51
6．障害者の性……………………………………………………………………… 55
7．病気（疾患）と性……………………………………………………………… 57

Ⅴ　性の諸問題……………………………………………………………………………… 59
1．望まない妊娠と人工妊娠中絶………………………………………………… 60
2．性感染症………………………………………………………………………… 65
3．性の商品化……………………………………………………………………… 73
4．売春……………………………………………………………………………… 74
5．児童の性被害…………………………………………………………………… 75
6．強姦：レイプ（rape）………………………………………………………… 78
7．隠れている男性の性被害……………………………………………………… 85
8．DV・デート DV ……………………………………………………………… 85
9．セクシュアル・ハラスメント………………………………………………… 87
10．ストーカー被害………………………………………………………………… 88
11．ネット、SNS による性的画像の公表被害（リベンジポルノ）…………… 89
12．医療・介護・福祉の現場で起こる性被害 ………………………………… 90
13．援助者（学生）が受ける性被害 …………………………………………… 91

Ⅵ　性の支援の実際………………………………………………………………………… 93
1．セクシュアル・ヘルス増進のための行動と戦略…………………………… 94
2．さまざまな場における性的な問題とその対応・支援……………………… 94
3．性教育・性の発達支援（包括的セクシュアリティ教育）………………… 106
4．性の発達支援における保護者の役割………………………………………… 112
5．リフレイミングを活用した性教育…………………………………………… 115
6．セクシュアリティの支援において大切なこと……………………………… 116

おわりに……………………………………………………………………………………… 118
参考文献……………………………………………………………………………………… 119

本文中の★は引用した文献、☆は参考にした文献があることを示す（p119 参照）

はじめに

性：セクシュアリティを学習する意義

　本書は「人間の性：ヒューマン・セクシュアリティは人間が生きる事そのものである」という基本的概念のもとに、ヒューマン・セクシュアリティについての基本的な知識を習得することを目的としている。

　看護職、保育職、介護をはじめとした福祉職、教育職など、対人援助の職種にある人たちにとって、援助をするにあたってセクシュアリティに関する知識および介入スキルは不可欠なものである。しかしながら、このような職種の養成課程において、セクシュアリティに関する科目やカリキュラムはほとんど行われていないか、体系化されていないのが現状である。それゆえ、セクシュアリティを正しく学ぶ機会が非常に少ないと言わざるを得ない。

　セクシュアリティは人間の胎児期から生命を終えるその日まで、連続的な発達段階とライフサイクルにおける様々な側面と特徴がある。まさに人生そのものである。セクシュアリティのあり方は、人格の根幹をなすものと言っても過言ではない。対人援助においては、対象者の性の側面を理解することなく適切な援助は展開できない。セクシュアリティを正しく理解することにより、本書の事例に示すようなセクシュアリティに関する様々な問題を考えるための糸口や根拠を明確にすることが期待できる。その結果、それぞれの職種における実践・援助をより適切に展開することが可能となる。

　さらに、学習者自身のセクシュアリティの発達と確立、成熟を促すことを学習目標としている。学力のレベルは偏差値として客観的な評価がされているが、本書を学習することにより、学習者のセクシュアリティの偏差値をも高めることが期待できる。セクシュアリティの偏差値を高めることは人生を充実させる一つの指標である。

〈学習目標〉
① セクシュアリティの概念、多様なセクシュアリティを構成する側面について理解する
② ライフサイクルにおけるセクシュアリティの発達、性意識・性行動の特徴を理解する
③ セクシュアリティの諸問題とその基礎的な背景や対応策について理解する
④ それぞれの職種における基本的なセクシュアリティの支援方法について理解する
⑤ 自己（受講生）のセクシュアリティの発達と確立を促す

　授業は基本的に知識を覚えるというよりは自分で考えることを主体とし、本書は事例でセクシュアリティを学ぶスタイルも取り入れている。また、学生自身が書き込めるスペースをとっており、聞くだけの講義ではなく、書き込みながら知識を確実に身に付けて行ってほしい。性に関しては未だに偏見もあり、受講生も戸惑いや羞恥心を感じるかもしれないが、究極のプライバシーである自分自身のセクシュアリティの経験を話すことや、レポートする必要はない。

Q1

あなたは「性(セクシュアリティ)とは何ですか？」と聞かれたらどのように答えますか？
今現在のあなたの性(セクシュアリティ)に対する解釈やイメージを書いてみましょう。

受講後にもう一度この課題の内容を確認してみましょう。学習後に知識やイメージの変化があることを期待しています。

セクシュアリティの学習を始める前に、まずは事例1について考えてみよう。

事例1

> 中学1年女子のDさんは幼稚園の頃から父親と一緒にお風呂に入っています。一家で温泉に行った時などは、小学校5年の弟や母親とも一緒に家族みんなで家族風呂に入ります。父母ともに「仲の良い家族なので、一緒に入ることは絆を深める」という価値観を持っています。子どもも嫌がる様子はないので当分一緒にお風呂に入ろうと思っています。

課題

この家族の現在のお風呂の入り方、両親の子どもが嫌がらなければ当分は一緒にお風呂に入ろうと思うという考え方などはこれで良いでしょうか。みなさんの考えを書いてみましょう。

事例1解説

　結論から言えば、小学生以上の子どもと異性の保護者、異性のきょうだいが一緒に入浴することは不適切であると考えられています。

　中でも二次性徴が発現してきた異性の子どもと入浴することは子どもの性的権利を侵害することになります。異性を意識し始める思春期においては、異性の家族の前で裸になるということに羞恥心を覚えるのが一般的です。また、異性の保護者と入浴することは性的虐待の範疇にも入り、近親姦の温床になりやすいとも考えられており、注意が必要です。

　子どもたちが嫌がらない・恥ずかしがらないから大丈夫という考え方ではなく、思春期以降の子どもには家族とはいえ異性の前で裸になる・お風呂に一緒に入ることなどはしないことを親も教えて行く必要があります。家族であっても異性としてのマナーを教えることが親としての大切なかかわりです。

　日本では昔から混浴の文化があり、異性との入浴にあまり違和感がない傾向があります。また、異性の子どもとの入浴のエピソードを親子の仲の良さのアピールに披露することがありますが、大変間違った認識です。子どもの健康なセクシュアリティの発達を阻害し、性的権利を無視した家族関係ということになります。

　ちなみに、日本の文化の一つである公衆浴場では、異性の子どもが性別を問わずに入浴できる年齢は各都道府県の公衆浴場施行令毎に異なっています（厚生労働省は2020年に概ね7歳未満としています）が、"公衆浴場は家族の状況と違うもの"という認識を持つことが必要です。前述したように、家族は最低でも小学校入学以降は異性の家族と入浴することは好ましくないですが、公衆浴場などはさらに配慮することが必要です。公衆浴場などにはどんな性嗜好の大人が子どもに接するかわかりません。小児性愛障害者による盗撮などの被害の恐れもあり、特に女児を男湯に入れるのは、幼児期でもリスクがあると考えられますので、保護者は留意する必要があります。また、思春期の女子や成人女性は小学校以降の男子と入浴することに羞恥心や不快感を感じています。親や周囲が適切な判断をすることが大切です。

　セクシュアリティを学習する前に事例1で考えてもらいましたが、皆さんは理論や根拠を示して意見を述べる事が出来ましたか。学習が始まる前ですので、自分の価値観やこれまでの経験をもとに考えた人が多いと思います。ですが、それでは援助者・指導者としては不十分ですね。理論や知識に基づき根拠のある思考をしていく必要があります。セクシュアリティ論の学習が進むにしたがって、このように課題の考え方が明確になっていくことでしょう。

ちなみにこの課題では、「子どもの性の発達段階」「思春期の性的発達」「性の権利」「性的虐待」「性被害」「小児性愛障害」などの知識を必要とします。

Ⅰ　性：セクシュアリティの概念

1. 性（セクシュアリティ）とは何か

　性（セクシュアリティ）とは何かと問われたときに、その内容を端的に言い表すことは非常に難しい。なぜならば性の持つ概念が非常に広いからである。男であること、女であることから生じるすべての肉体的・情緒的・社会的な事柄を意味し、そのことから生じる作用・行動とのかかわりあいとしての相互作用であり、極めて広い概念となっている。もちろん、必ずしも男女のどちらかに限定されるものではなく性別が明確でない人々をも含め、かつ乳幼児期から老年期までのすべての人々に存在する概念である。

　わが国ではこれまで、「性」という言葉から連想される内容は一般的には性交を中心としたセックス（SEX）がイメージされることが多かった。そのため、「性」は非常に限局されたものであり、性器を中心とした性行為ととらえられがちであった。さらに、いやらしいもの、不潔な事、性について話すことは、はしたないなど大変マイナスなとらえ方をされていた。しかしながら、近年では、性の概念は広がり、人格の中核的な位置づけになるものであり、生きていくことそのものであるという解釈が一般的になってきている。

　現在、セクシュアリティの概念や定義は一定したものではなくとらえ方もさまざまであるが、もっとも一般的な概念であるパン・アメリカン機構（PAHO）、世界保健機関（WHO）が2000年に提唱した内容を以下に紹介する。「セクシュアリティとは人間であることの中核的な特質の一つで、セックス、ジェンダー、セクシュアルならびにジェンダー・アイデンティティ、セクシュアルオリエンテーション、エロティシズム、情緒的愛着／愛情、およびリプロダクションを含む。セクシュアリティは生物学的、心理学的、社会・経済学的、文化的、倫理的、および宗教的／霊的諸要素の相互作用がもたらす結果の一つである。セクシュアリティはこれらのすべての側面を含みうるが、これらの特質のすべてが経験され表現される必要はない。要約すると我々のセクシュアリティは、我々のあり方、我々が感じ、考え、行うことの内容において経験され、表現される。」と定義されている[★1]。

　このようなセクシュアリティの定義は、初学者にとっては実際的には広すぎてつかみどころがなく、端的に理解するのは難しいかもしれない。

　筆者の基本的な解釈は「セクシュアリティとは心身共に成熟したカップルが、相手を愛し、性愛を中心としたコミュニケーション・性関係を深めることが中核となり、人間が心身共に成熟するまでの乳幼児期からの性的発達、恋愛や性の喜び、生殖（妊娠・出産・育児）、愛し合うことの満足を得るすべての過程が含まれ、その過程は社会・文化・倫理・医療・保健・教育・法律など様々な影響を受けるものである」と考えている。この解釈から、セクシュアリティは

人間が生まれてから命を終えるまでの人生とともに常に存在するものであり、それゆえ、セクシュアリティは常に我々の人生に寄り添って存在し、一人一人の人生が異なるように、セクシュアリティのあり方も一人一人で異なり多様な価値観があるといえる。

2．セクシュアリティの諸側面（構成要素）

セクシュアリティの概念は非常に広いということを確認したが、ここではセクシュアリティを構成するいくつかの側面(要素)についてみて行くことにする。

1）生物学的性（身体的性：sex）

人間の性別は卵子と精子の受精時の染色体のレベルで決定される。染色体には常染色体（44本：22対）と性染色体（2本：1対）があり、男女の性別を決定するのは性染色体である。卵子の性染色体はすべてXであり、精子はXまたはYの性染色体を持っており、卵子がX染色体を持つ精子と受精した場合は

コラム1

> **胎児期の身体の基本形は女性形**
>
> 性器は男女差があるが、これは胎児期のホルモンシャワーが関係している。Y染色体を持つ男性の胎児は男性ホルモンを自分自身の体内で分泌し、その結果性器や脳が男性化するというプロセスを経ている。Y染色体の存在は、女性形の胎児を男性形に変えていくという働きをしている。女性はY染色体を持たないXXの組み合わせであり、この場合はもともとの発生学的プロセスに大きな変化はなく性器は順調に女性形となっていく。一方男性はX・Yと2種類の性染色体を持ち、男子となるY染色体が男性器の形成に働く。男性器の中でも精巣が非常に重要であり、順調に形成されれば男性ホルモンを自分自身の体内で分泌し、胎児の身体全体に男性ホルモンが行き届き、その結果性器や脳が男性化するというプロセスを経ている。Y染色体の存在は、女性形の胎児を男性形に変えていくという働きをしている。女児に比較して男児は完全に男性となっていくためには女児よりも多い男性化のプロセスを経ているということになる。新井康充によれば、男児の男性ホルモンの分泌のピークが、胎児期の前半と出生後数か月前後に見られるという☆[1,2]。言い換えれば、男性は胎児期と生後数か月の間に十分な男性ホルモンの分泌によって生物学的レベルでの男性として完成すると考えられる。
>
> このように、妊娠中の胎児期に男女ともに身体の性別がほとんど決定される訳だが、母体の心身の異常や周囲の環境により胎児の性ホルモン環境は影響を受けやすくなる。それゆえ、胎児の順調な性分化においては妊娠中の母体の心身の健康もとても大切であるということがいえる。

女性（ＸＸ）、Ｙ染色体を持つ精子と受精すれば男性（ＸＹ）となる。

　このように受精卵は受精時の性の決定により、男性ホルモン・女性ホルモンなどの内分泌環境が異なり、それぞれの内性器・外性器が性別によって分化していく。出生時の外性器の違いを一次性徴、思春期にみられる性器や身体の男女差の変化を二次性徴と呼んでいる。思春期に入るまでの数年間は内性器・外性器以外には身体的な性差は明確でない。

　性ホルモンの内分泌環境は脳の性差にも影響している。とりわけ、男性ホルモンが脳の男性化を誘導し、男女の脳にも性差が生じると考えられている。

2）性自認（性同一性：gender identity）

　性自認は性同一性ともいわれ、心理的な自分の性別の認識のことである。たとえば大多数の人たちは、自分は「男である」または「女である」と認識している。しかしながら、「自分は男でも女でもない」、「身体は男性だが心は女である」などの認識を持つ人たちも少数ではあるが存在しており、近年はその多様性が認められてきている。

　多くの人たちは自分の身体的性別と性自認は一致しており、社会生活上問題は無いが、身体的性別と性自認が一致していない性別不合（性同一性障害）＊やトランスジェンダー＊の場合は、心理的葛藤や社会生活における問題が大きい。

＊**性別不合（性同一性障害）**：詳細は少数派の性 p52 参照　性同一性障害の名称は 2020 年前後からに性別不合と呼ばれるようになった。
＊**トランスジェンダー**：詳細は少数派の性 p51 参照

3）社会・文化学的性（性役割：gender）

　ジェンダーとは、生物学的な性を先天的な性ととらえるならば、社会・文化学的性は後天的な性ととらえることができ、生まれ育つ環境や社会生活の中で、その時代や社会、民族、習慣の影響を受けて付与された男性・女性のあり方をいう。

　たとえば、「女性はスカートをはき、お化粧をして、女らしい態度や行動をする」「男性はズボンをはき、髪は短髪、男らしく強くなければならない」など、女性・男性という分類で服装や言動、職業までが決められるような状況のことである。新生児期から保育園、幼稚園では、男児はブルー、女児はピンクといった識別などは、知らず知らずのうちに男女別での色のイメージを固定化しているジェンダー現象ともいえる。幼少時から男女の役割や特徴を社会・文化学的な規範で規定していくことは、性別役割意識の強制、男女差別につながることが多い。

我が国では1990年代半ばから「ジェンダーフリー」という用語が学校や社会教育の現場を中心に広がったが、「ジェンダーフリー」という用語は二つの意味合いを持っている。一つは"社会に男女の区別や性差の意識があるために役割分業も発生するから、男女を分ける制度を失くし、男女の差異そのものを否定し、男らしさや女らしさの性別特徴から自由になり人間の中性化を目指す"という考え方、もう一つは"従来の固定的な性別による役割分担にとらわれず、男女が平等に自らの能力を生かして自由に行動・生活できる事"という考え方である。前者は生物学的な性別の否定をも含む内容であり、後者は男女は平等であり性別に起因する格差や差別をなくすという内容である。そのため、「ジェンダーフリー」という用語の誤解や混乱を招くことになり、内閣府は2005年に誤解を招く「ジェンダーフリー」という用語を使用しないようになど通知を出すに至っている☆3。用語の適否は別として、男女がジェンダーによって

コラム2

ジェンダーフリーとは？——男女差別と男女区別の違い

　男女差別と男女区別が混乱したのが、1990年代半ばから2000年代半ばにかけての「ジェンダーフリー」混乱である。政府は、男女共同参画の政策目的で「ジェンダーフリー」という用語を使用したが、意に反し、学校現場では、性差を否定し、男らしさ、女らしさや男女の区別をなくして人間の中性化を目指す方向、また、家族やひな祭りなどの伝統文化を否定する方向で教育内容の変更が行われ始めた。児童生徒の発達段階をふまえない行き過ぎた性教育、男女同室着替え、男女同室宿泊、トイレを男女共用にする、男女混合騎馬戦などの事例などがみられた。また、男女混合名簿、名前には～さんを付け君では呼ばない、体育を男女合同で行う、制服や体育着のデザイン・色分けをしない、ランドセルの色を男子は黒、女子は赤と決めつけない、男女ではなく女男と表記するなどの本質とは異なる方向に進んでいる状況も見られる。

　男らしさ、女らしさは恋愛や異性の魅力として大きな存在であり、自己のアイデンティティの根幹でもある。生物学的に違いのある男女差まで否定するのは行き過ぎであり、男女ともに男らしくなりたい、女らしくなりたいという気持ちを否定されることがあってはならない。男らしさ、女らしさも男女それぞれの希望や自己決定権を尊重すればよい。

　男女が性別に起因する格差や差別を受けることは人権侵害だが、社会的に必然性のある区別（例：トイレや更衣室などを男女別室にする）をすることは当然であり必要なことである。幼児教育や学校教育の現場では、どのようなジェンダー教育がなされるかは、発達段階にある子どもたちへの影響がとても大きい。それゆえ、親や家族、保育士、教育関係者にとっては自分たちの言動が子どもたちにどう反映されるのかという責任を持つことが大切である。ジェンダー：性別における差別と区別は違う意味であり、その違いを明確にしておく必要がある。

職業や待遇、社会生活における格差や差別を受けてはならないということが重要な点である。

4）生殖の性（reproduction）

生物の個体が自分と同じ種の新しい個体を産み増やす現象を生殖といい、種族保存のために生命を伝達するための性であり、生物学的に見た場合、生殖は最も原始的で重要な意義を持っている。

男女が異なった生殖器官と生殖機能を持ち、男女の性行為によって新しい命が誕生していく。男性の生殖機能は精子を産生し、女性の膣内に送るというプロセスである。対して、女性は卵子を排卵し、精子と受精後の受精卵を長期間にわたって子宮内で育て（妊娠）、出産し、乳児に必要な母乳を分泌する（授乳）という多岐にわたる複雑な生殖機能がある。

少子高齢化の現代において、一人の女性が産む子どもの人数は二人に満たないため、この生殖の性の期間はせいぜい2～4年である。近年では、生殖の性の期間は女性の人生においても非常に短くなってきている。また、生殖医療の進歩に伴い、必ずしも性行為のない生殖が可能になってきているため生殖に性行為がないという現象、子どもの両親以外の第3者の精子・卵子の人工授精＊が行われるなど、生物学的親子関係や親子関係認定の法律の問題＊、子どもの出自をめぐる問題、子どもの幸せや福祉の問題が新たに発生してきている。

＊**人工授精**：卵管内での卵子との授精の効率を高めるために精液を女性の体内（子宮腔）へ注入すること。多くの精子は女性の膣内でその役割を終え、子宮腔内に侵入する精子は全体の数％と激減する。そのプロセスを割愛し直接精子を届ける方法である。夫の精子で行う場合は配偶者間人工授精（AIH：artificial insemination with husband semen）、夫以外の精子で行う場合は非配偶者間人工授精（AID：artificial insemination with donor semen）という。

＊**法律の問題（法律における母親）**：明治29年に制定された民法では、現在のような複雑な生殖医療がない時代であり、母親から生まれないという状況は想定されていなかったため母親に関する条文は特にない。昭和37年の最高裁判例によれば、「母子関係は分娩の事実により発生する」とされ、現在でも"母親は分娩したもの"という基準が基本となっている。

5）性指向・性嗜好

性指向はsexual orientationと呼ばれるものであり、性的関心や性的魅力を感じる対象の性別が何かということである。男性が女性に、または女性が男性に性的魅力を感じる場合は異性愛、同性同士の場合は同性愛、異性と同性どちらも対象の場合は両性愛である。同性愛のうち男性同性愛者はゲイ、女性同性愛者はレズビアンという。

性嗜好はsexual preferenceと呼ばれるものであり、性的興奮を得るためにどのような刺激やイメージを必要とするかということである。一般的に性的欲

求はキスや抱擁、性交で性的興奮を高め満足するが、特殊な事柄や場面で性的興奮を高める場合がある。たとえば、覗き（窃視障害）やSM＊（性的サディズム症、性的マゾヒズム症）、女性の靴や下着などに対するフェティシズム症＊、小児性愛症＊、痴漢（窃触障害）や自分の性器の露出など（露出障害＊）で性的興奮を得る場合があり、これらはパラフィリア症と総称される。

　基本的に性的志向・性的嗜好は、個人の性の権利から言えば自由だが、相手の同意を得ているということが大前提となる。相手が同意していない、判断できない年齢である、または判断できる状況にない場合には上記の性嗜好は性犯罪となる。他者に迷惑をかける・相手の同意がなく危害を加えるなどの行動は認められるものではない。

* SM：性的サディズムと性的マゾヒズムを合わせて通称SMと呼ばれることが多い。性的サディズムは他者への身体的または心理的な苦痛から性的興奮を得る者であり、反対に性的マゾヒズムは他者から辱められる、うたれる、縛られるなどの苦痛を受ける事から性的興奮を得ることをいう。性的パートナーがお互い了解しあい、軽く行う程度のものは性的嗜好の範疇であるが、それらの行為を極限まで行い、その結果、身体的または精神的に重度の危害をもたらし、ときには死に至るリスクが伴う行動が常態化し、社会的・職業的な機能において障害を引き起こす場合は性的サディズム症（Sexual sadism disorder）、性的マゾヒズム症（Sexual masochism disorder）という。
* フェティシズム症（fetishistic disorder）：性的興奮が生きている人間ではなく、布地や材料、身に着けるもの（下着・ストッキング・靴など）、性器以外の身体部位（脚・耳など）への著しい関心から得られているもの。これらを空想しそれが行動に現れ、窃盗や犯罪などの社会的・職業的な機能において障害を引き起こす場合はフェティシズム症となる。
* 小児性愛症（pedophilic disorder）：小児性愛とは思春期前の子どもまたは複数の子ども（通常13歳以下）との性行為に関する性的衝動や性的関心をいう。これらを実行する、性的衝動や性的関心が著しい苦痛となり、対人関係上の困難を引き起こすものをいう。性的目的の子どもの誘拐、レイプ、児童ポルノ、殺人などの犯罪に結びつきやすい。13歳以下の子どもとはどのような状況であっても相手の同意を得るということは認められないため、実行や行動に移した場合はすべて犯罪行為となる。
（注）日本では令和5年に刑法が改正され16歳未満の子供の性的同意は認められていない。
* 露出症（exhibitionistic disorder）：警戒していない人に自分の性器を露出することから得られる性的興奮やその行動であり、実行すれば公然わいせつ罪となる。

6）情緒的愛着、性的活動、性的習慣

　情緒的愛着とは他者との愛情を基盤とした恋愛関係・恋愛感情などであり、その感情に基づき性的活動が行われる。性的活動は性行動とも言われ、デートや性的関係・性交渉などの直接的な行動面をさす。性的活動においてはエロティシズムが求められ、お互いのプライバシーが最も密接に交換され、性的快感や満足感が満たされる行動である。

　性的習慣は個人やある集団または社会の性的活動のパターンであり、個々の性行動に影響を及ぼすものである。たとえば、「女性は結婚前に性関係を持っ

てはいけない」「性的関係は婚約してから持つものである」「セックスの前には必ずシャワーを浴びる」「必ずコンドームを使って避妊・性感染症予防をする」「男性は性的関係を多く持つ方が有利である」「不倫や浮気は多少なら良い」「セックスは必ず男性から行動しなければならない」など、様々なパターンの社会通念がある。この性的習慣は、国や宗教、風俗・習慣などで異なることが多い。

以上、ここでは6つの性の構成要素、諸側面を見てきたが、これ以外にも法律、宗教、経済、教育などと関連したセクシュアリティの側面もあり、セクシュアリティとは実に様々な側面を持つものであるといえる。

3．セクシュアル・ヘルスとセクシュアル・ライツ

セクシュアル・ヘルスとは端的に言えば「性の健康」のことであり、このセクシュアル・ヘルスを獲得していくためにはセクシュアル・ライツが守られることが必要であるとされている。

セクシュアルヘルスの定義は「セクシュアリティに関する身体的、心理的、並びに社会・文化的ウエル・ビーイング（良好な状態）の進行中のプロセスの経験である。セクシュアル・ヘルスは、個人的、社会的生活を豊かにする、調和的な個人的、および社会的ウエルネスをはぐくむ性的能力の自由な、しかも責任ある表現である。それは単に機能不全や疾病、虚弱でないことと同じではない。セクシュアル・ヘルスが獲得され、維持されるためにはすべての人々のセクシュアル・ライツが認められ、擁護されることが必要である」となっている。

パン・アメリカン機構（PAHO）と世界保健機構（WHO）による★2

セクシュアル・ライツとは「性の権利」、人間一人一人に生まれつき備わっている人権の一つであり、近年は徐々に認識されてきている。個人の性が自由であること、自己決定できること、尊厳が守られること、平等であることなどが尊重されなければならない。世界性科学学会（現・世界性の健康学会）（WAS）「**性の権利宣言**」は1999年の総会で採択され、初版は11項目の権利宣言であった。その後、2014年に16項目に改定され承認されている☆4（**表1**）。

「性の権利宣言」に先立ち、1994年にカイロの国連国際人口開発会議で採択された行動計画に「**リプロダクティブ・ヘルス／ライツ（性と生殖に関する健康と権利）**」がある。「性の権利宣言」と合わせてセクシュアル・ヘルスの柱となるものであり、詳細は次項で述べる。

また、「**モントリオール宣言**」はLGBT及びインターセックスの人権を求めて成立した宣言であり、特にセクシュアルマイノリティの人権を尊重している。

表1　世界性の健康学会（旧・世界性科学学会）（WAS）「性の権利宣言」（改訂版）

1	平等・差別されない権利
2	生命、自由、および身体の安全を守る権利
3	自律性と身体保全に関する権利
4	拷問、および残酷な、非人道的なまたは品位を傷つける取扱いまたは刑罰から自由でいる権利
5	あらゆる暴力や強制・強要から自由でいる権利
6	プライバシーの権利
7	楽しめて満足できかつ安全な性的経験をする可能性のある、性の健康を含む、望みうる最高の性の健康を享受する権利
8	科学の進歩と応用の恩恵を享受する権利
9	情報への権利
10	教育を受ける権利、包括的な性教育を受ける権利
11	平等かつ十分かつ自由な同意に基づいた婚姻関係または他の類する形態を始め、築き、解消する権利
12	子どもを持つか持たないか、子どもの人数や出産間隔を決定し、それを実現するための情報と手段を有する権利
13	思想、意見、表現の自由に関する権利
14	結社と平和的な集会の自由に関する権利
15	公的・政治的生活に参画する権利
16	正義、善後策および救済を求める権利

松本清一・宮原忍監修『セクシュアル・ヘルス推進行動のための提言増補版』JASE日本性教育協会　2015　p43-47をもとに作成

表2　モントリオール宣言

1	すべての人々の「性の権利」を認識し、促進し、保証し、保護する
2	ジェンダーの平等を促進させる
3	あらゆる形態の性暴力および性的虐待を排除する
4	セクシュアリティに関する包括的な情報や教育を広く提供する
5	生殖に関する健康のプログラムの中心的課題は「性の健康」であるという認識を確立する
6	HIV/AIDSや他の性感染症（STI）の蔓延を阻止し、状況を改善する
7	性に関する悩み、性機能不全、性障害の存在を認識し、それらに取り組み治療する
8	性の喜びは幸福（well being）の一要素であるという認識を確立する

　モントリオール宣言は正式名称を「レズビアン、ゲイ、バイセクシュアル、トランスジェンダーの人権についてのモントリオール宣言」といい、カナダのモントリオールの国際会議（第1回）にて2006年に議決された。

2006年当時で同性愛者が死刑になる国が9か国存在していること、LGBT*に対する拷問や暴力、憎悪犯罪、望んでいない性別での結婚を強いられる、インターセックスの当事者が不要な手術や性器切除等を行われているという現実があり、セクシュアルマイノリテイの人権を守ることを目的に宣言された。

*少数派マイノリティの性 p 50 参照

4．リプロダクティブ・ヘルス／ライツ RHR から SRHR へ

　リプロダクティブ・ヘルス／ライツとは、1994年国際人口・開発会議（カイロ会議）で採択された行動計画である。それまでは人口抑制を目標とする行動計画が主流であったが、カイロ会議では「数」の視点ではなく、個人、ことに女性の意思・権利を尊重する立場をとった。女性の教育、健康、経済上の地位の向上は人口計画の成功に不可欠とし、Reproductive health / Rights（性と生殖の健康と権利）の確立を目指す今後の20年を見渡した行動計画である。

　リプロダクティブ・ヘルスとは、人間の生殖システム、その機能（活動）と家庭のすべての側面において、単に疾病や障害がないというばかりではなく、身体的、精神的、社会的に完全に良好な状態（well-being）にあることをさしている。このことは人々が安全で満ち足りた性生活を営むことができ、生殖能力を持ち、子どもを持つか持たないか、いつ持つか、何人持つかを自由に決めることができることを意味している。

　リプロダクティブ・ライツとはすべてのカップルと個人が自分たちの子どもの数、出産間隔、出産する時期を自由にかつ責任を持って決定でき、そのための情報と手段を得ることができる基本的権利と最高水準の性に関する健康とリプロダクティブ・ヘルスを享受することができる人権の一つである。

　生殖（出産・避妊・中絶）に関しては個人が国の政策に従うのではなく、個人の自己決定が尊重されるべきであり、国は女性の健康を保障しなければならないという理念であるが、中絶に関する部分はキリスト教国、イスラム教国や米国の一部の保守層からの反対があり、完全に国際的な同意には至っていない。中絶に関する内容をリプロダクティブ・ヘルス／ライツに入れるかどうかはそれぞれの国内法にゆだねられている☆5。

　セクシャル・リプロダクティブ・ヘルス / ライツ SRHR は1994年のリプロダクティブ・ヘルス / ライツ RHR の概念をより拡大したもので2018年頃から提唱されている☆6,7。

　RHR では生殖の健康と権利について主に提唱されていたが、SRHR は RHR に加えて性的志向やジェンダー自認の自由、性的経験が自由で安全である事も含めた女性の自己決定を尊重している概念である。

事例2

　大学1年の女子看護学生Aさんは授業で全身清拭の演習がありました。演習時は女子学生二人がペアになり、お互いに看護師役と患者役を交互にします。教員にはブラジャーを外し、寝衣だけで演習するように説明されました。Aさんはブラジャーを外しましたが、女子とはいえ同級生に胸部を見られ、触れられることはとても恥ずかしく困惑しました。

　でも、他の学生は何の問題もなくスムーズに演習をはじめています。学生Aさんは、「看護師になるのだから恥ずかしいと思ってはダメなんだ。何ともないと思わなくては」と自分に言い聞かせてその日の演習を終えました。

課題1 学生Aさんの気持ちについてあなたはどう考えますか。
課題2 教員の説明についてはどう思いますか。
課題3 この事例では何が問題なのでしょうか。どのようにしたら学生Aさんの困惑は軽減することができるでしょうか。

事例2解説

　学生Aさんの「女子とはいえ胸部を見られ、触られることはとても恥ずかしくて困惑した」は女性として当然の感情です。胸部（乳房）は自分の大切なプライバシーであり、性器に次いで最も羞恥心の強い身体部分です。自分は嫌なのに強制されて見られたり触られたりすることは、性的な権利を侵害することになります。

　また、学生Aさんは「看護師になるのだから恥ずかしいと思ってはダメなんだ。何ともないと思わなくてはと自分に言い聞かせて演習を終えた」の部分は、多くの看護学生がそう思い込む危険性の高い事柄です。職業上、自分の身体や性器で演習しなければならないということは何一つありません。自分がそのことに同意できればそのような演習は行っても良いでしょうが、看護師だから恥ずかしがってはいけない、は正しくない思い込みです。看護師であっても、恥ずかしいと思う感情は当たり前です。看護師のこのような感情を押し殺すことは、ひいては患者の羞恥心を感じ取れなくなる可能性が高まります。看護職につく人たちだからこそ、自分の羞恥心も大切にし、患者の羞恥心に配慮していくことの方が大切です。

　一方、教員はブラジャーを外すように指示していますが、このことは学生への強制ととられても仕方ありませんので不適切な教育方法です。学生のプライバシー（性の権利）への配慮として、ブラジャーを取りたくない人は取らなくて良いという説明もする必要があります（学生へのパワーハラスメント、倫理的配慮の必要性）。えてして教員は、学生より立場が上で、学生にとっても心理的に威圧感があり強制的に受け取られるので、様々な教育場面でこの点に留意する必要があります。

Ⅱ　人間の一生と性：ライフサイクルと性

　人間の性は誕生した乳児から老年期までの成長発達のライフサイクルに沿った発達段階やその時期の特徴がみられる。思春期や成人期になっていきなり恋愛や性交渉を開始するわけではない。乳児期から様々な体験や学習を通して性的な発達を遂げていく。本章では、各ライフサイクルの性的発達とその特徴についてまとめていく。

1. 乳幼児期

　人間は胎児の頃から皮膚の感覚が発達しており、妊娠中の胎児は心地よい温度の羊水の中で成長している。生まれてからも、母親の胸に優しく抱かれ、撫でられ、頬ずりされるなどの心地よいスキンシップをとおして安心感や快感を発達させていく。一般的に乳幼児期は性的な部分が全くないように解釈されやすいが、性器以前の感覚としてこのような生理的・身体的快感がある。

　フロイトはこれを幼児性欲として分類し、口唇期（oral phase）、肛門期（anal phase）とよんでいる。皮膚や粘膜周辺の刺激や快感が成長発達とともに成人の性欲に移行し成熟するとしている☆1。乳幼児期にこれらの段階を一つ一つしっかりと体験することが健康なセクシュアリティにつながり、どこかの体験が不十分であるとセクシュアリティにゆがみが生じやすくなると考えられている。

　口唇期は出生から1歳半くらいまでであり、口唇や舌の快感を求める。この欲求は多くは母親の乳房から母乳を飲むことで満たされる。乳幼児は母乳を飲めなくなると自分の指をしゃぶることにより欲求を満たすようになる。

　肛門期は1歳から4歳くらいまでであり、トイレットトレーニングの時期に当たる。排尿や排便時に快感があり、自分で尿や便をため込み、排泄を調節することで快感やある種の苦痛も経験する。

　口唇期や肛門期を過ぎると（3歳から5歳）男女の身体や性器の違いに興味を示すようになり、自分の性器を刺激した時に快感があることも知るようになる。このように、乳幼児期は性器を中心とした快感というよりは、皮膚や粘膜を中心とした体全体の快感が主体である。

コラム3

幼児期のマスターベーション

　性器いじりは幼児期によく見られます。子どもは自分の性器を触ると気持ちよいこと、気が休まることを感じています。この経験は決して悪いことではなく、成長過程の中でよくあることです。精神的に不安な時、寂しい時などにも見られ、親が神経質に禁止的な態度で関わると子どもたちは罪悪感を覚えます。禁止するのではなく、気になる時は、子どもの生活に何か問題は無いか、子どもと親の関係を見直す、子どもが夢中になったり楽しめる遊びを促すなどを工夫してみましょう。

事例3

5歳の男の子H君はトイレで排尿するときに、自分の性器をつかんでふざけています。それを見たお母さんは「おちんちんは汚いから触るの止めなさい」と注意しています。

課題1 H君の行動はどのように考えたらよいですか。
課題2 お母さんの対応は適切ですか。
課題3 あなたならH君にどのように対応しますか。その理由や根拠も考えてみましょう。

事例3解説

　5歳の男の子が、自分の性器に関心を持ち、いじったりふざけることはこの年ごろにはよくあることですね。他者の困った反応を見て、ますますその行動を続けるというギャングエイジの子どもが良くする行動です。とはいえ、人前で性器をいじることはしてはいけないこと、性器は傷つきやすいので優しく清潔に扱うことなどを子どものころから教えて行く必要があります。お母さんの「おちんちんは汚いから…」という対応では、子どもは"性器は汚いもの"というマイナスの印象を植え付けることになります。おちんちんは人の前で見せないこと、大切なところだから乱暴に触ったらいけないこと、汚い手で触らないようになどを伝える方がいいですね。

2．学童期（小学校入学から小学 3 年生頃まで）

　小学校入学してからの学童期は性的関心や性的活動が一般的に静まる。勉強や友達との遊びに関心がいき、多くは同性の友だちと遊ぶことが多いが、異性の友だちとも分け隔てなく仲良く遊べる時期である。乳幼児期は男女ともに母親との密着したスキンシップが主流であるが、この時期になると次第に子どもの方から離れていくようになる。親との距離を置き、友達とのスキンシップが増えていく。友だちとは手をつなぐ、腕を組む、抱き合うなどによって友達との信頼感や充実感を得るようになる。学童期にはこのような仲間との交流が性の発達において必要な発達課題である。

　また、近年では小学校低学年の時期に、自分が生まれた時のことを両親から聞く、赤ちゃんの頃の写真を見る、どんな洋服を着ていたか、どんなおもちゃで遊んでいたかなどの課題を通して「命の誕生」についての教育が行われており、性についての理論的な教育が開始される時期でもある。

3．思春期（8・9 歳から 17・18 歳：小学校高学年から高校生）

　思春期は身体的な成長、性機能および性心理が急速に発育・発達する時期であり、およそ 10 年間にわたる期間である。この思春期の発来は一般的に男子より女子が若干早いという特徴がある。

　思春期にはいると、次第に異性や性的な事柄に対する関心が高まり、特定の異性に好意を持ち、気持ちを告白したり、デートをしたりするようになる。また、異性を意識して自分を魅力的に見せようと努力するようになる。二次性徴を中心とした男性らしい体つき、女性らしい体つきなどの身体変化と自分の精神的成長が伴わず戸惑いを覚えることも少なくない。自分の身体的特徴や二次性徴の進行度を仲間と比較し、同じ程度であれば安心し、異なっている場合には大きな悩みとなることが多い。仲間よりも進みすぎても遅れすぎても不安になって悩みやすい。

　女子では乳房の発育、初経の開始、発毛の時期が関心事である。男子では身長の伸び、声変わり、精通現象、発毛などが仲間と比較される。しかしながら、実際には身体発育や二次性徴の発現時期にはかなり個人差がある。個人差があることや仲間との違いを受け入れられない場合は自分のボディイメージを低下させるなどマイナスに働くことも少なくない。

　思春期後期には性衝動も強くなり、性行動へと駆り立てられるようになる。キスや性交などの性行為にも関心が高まり、好奇心から突発的な性行動を取ることもある。特に男子では性欲を高める男性ホルモンの分泌が女子とは比較に

ならないほど多く、強い性衝動が起こる。自分でコントロールしがたい強い性衝動に罪悪感を持つこともまれではない。

性行動も仲間との比較が行われ、試行錯誤しながら自分の性的なアイデンティティを形成していく。この時期に親や教師から恋愛や性行動に対して禁止や圧力がかかるとますます性行動に駆り立てられるという現象が起こりやすく、思春期には必要以上の禁止や圧力はかえって性行動の促進に拍車をかける結果となりやすい。

このような思春期の悩みや葛藤、仲間や周囲の大人の反応を自分の中で組み直し、性に対する知識や価値観、危険行動の回避など、自分の行動様式の基本を形成し、思春期の後期には仲間や大人から独立し、性的にも自立していくことが課題となる。恋愛や性行動について学習や体験を通し、健康的なセクシュアリティの基礎作りが思春期の性の発達課題といえる。

一方、思春期の性行動は望まない妊娠や性感染症などのリスクも高いため、正しい知識や情報の提供が必要である。

4．成人期（青年期から30代）

成熟期は男女ともに恋愛や性行動の活発化・充実がみられる。職業、恋愛、結婚、出産、育児など、自分のライフスタイルを選択することにより多様な性行動の方向性が決まっていく。身体的な性機能が完成すること、心理・社会的な成熟が伴う事から性行為がより望ましい状況となる。恋愛関係や結婚によって定期的で充実した性行為となっていく。安定した性行為の結果、性行為の技術やオーガズムを中心とした性的な満足感も充実する。

一般的に成熟期の性行動ではこのような特徴がみられるが、非常に大きな個人差があるのも性行動や性意識の特徴である。異性間の恋愛や性行動が大半を占めるが、成熟期では同性愛をはじめとしたマイノリティの人たちの性の多様性も表面化してくる時期である。マイノリティの人たちのセクシュアリティも尊重される事が必要である。

一方、性行動が活発化することによる問題も多くなるのが成熟期である。望まない妊娠・感染症の増加、人工妊娠中絶、未完成婚・インポテンス、不感症などの性的適合の問題が多くなる。

なかでも、20〜30代の女性は人工妊娠中絶・性感染症罹数が他の世代よりも多い。成熟期であっても避妊方法・性感染症予防についての健康教育が必要である。性的適合の問題については、相談できる機関が極端に少ないこと、性に関しては相談しにくいという側面があり問題が解消されにくい。しかしながら、性的な問題はカップルや夫婦のコミュニケーションや愛情表現において

重要で深刻なものである。カウンセリングを通してカップルで解決していくことが必要である。

　近年、我が国では恋愛をしたいと思わない人たちが増え、現実的に恋愛をしていないという割合が増加しているといわれている。また、付き合っていても性的関係は持ちたくないというケースをはじめ、セックスレスのカップルや夫婦が増えている。セックスレスは夫婦やカップルにとって長期にわたると別離や離婚といった状況に移行しやすく、支援や対策について今後の課題となっている。

生殖活動期──妊娠・出産・育児期の性

　近年、第1子を出産する母親の平均年齢が30歳を超え、年々年齢が高くなってきている。そして平均1～2人の子どもを産むが、人生80年のうち、妊娠・出産・そして1歳程度までの育児の期間を合わせても約4～5年であり、生殖の期間は少なくなってきている。この妊娠・出産・育児期はカップルの性交渉に何らかの規制や変化を余儀なくされることが多く、特に母親となる女性の多くは性的関心が低下し、性交渉も減少する時期である。医学的には妊娠中は母体や胎児の異常がなければ性行為を制限する必要はない。産後の1か月健診で母体に異常がなければ性行為は可能となるが、多くのカップルは性行為の開始が数か月先になり回数も減少している。

　筆者らが過去に行った調査では、妊娠中の性的欲求について女性は「妊娠前より低下した」が56.7％、男性は35.8％、「妊娠する前と同じ」が女性は23.0％、

コラム4

セックスレス

　日本性科学会によれば、「病気など特別な事情がないのに、1か月以上性交渉がないカップル」と定義されており、比較的日本のカップルにおいては多い現象である。特に、交際年数が長い、仕事が忙しい、妊娠・出産・育児中のカップル、中年・高年夫婦で見られることが多い。しかし、カップルがお互いにセックスレスの状態に不満がなければ、ことさらセックスレスと命名して問題にすることもない。カップルのうち、一方がセックスを希望しているのに、長期間それができない状態のセックスレスは問題を抱えることになる。セックスレスかどうかを含めて、性に関する統計データは、本当に実態を表しているかどうかは非常に難しい。理由は、匿名と言われても、やはり性に関することは答えにくいからである。性のあり方は1人1人異なっているものであり、他人と比べてもあまり意味がない。カップルが気持ちを素直に伝えあい、二人だけの性の関係を作って行けば良い。

男性は52.8％となっており、どちらも女性と男性の意見はほぼ正反対の結果である[2,3]。これは産後の育児期にもほぼ同様の傾向がみられている。女性は妊娠することにより、胎児への影響、性的関心の低下、妊娠による不快症状、流・早産の心配などにより、産後育児期は育児疲労、赤ちゃんが気になる、会陰切開部の痛みなどにより性的関心や欲求が低下するのが一般的である。また、産後の女性は乳児への授乳、抱っこなど乳児と非常に密接なスキンシップをとっており、パートナーとのスキンシップをあまり欲しない傾向にある。さらに密接な母子関係を目の当たりにした男性の中には家族内での疎外感や乳児への嫉妬を感じるケースもある。

　男性が家事や育児に関心がない、協力しない場合は産後の性関係に大きく影響する。育児や家事の協力、女性への労りの言葉がないと、女性は著しく性関係を嫌悪する傾向にある。男性が家事や育児に協力的で女性とのコミュニケーションが良好な場合は性関係もスムーズな傾向がみられている。

　このように、妊娠・産後育児期は男女の性的関心が大きく異なり、男女間の性的関係の危機が生じやすい時期である。特に出産後の性的関係のつまずきは、その後のセックスレスへとつながりやすいため、妊娠・出産・育児期の性的な特性を十分に理解することが大切である。女性は妊娠中・産後に心理状態が不安定になりやすく、パートナーとの性的関係の問題は更なる不安定さにつながることもある。妊娠から育児期までの1〜2年間の時期にカップルがお互いを思いやり、性的関係の在り方をよく話し合うことがとても重要である。しいて言えば、男性が女性の心身の変化と育児の負担を理解し、性関係を抑制し、母子を見守りサポートすることが、その後の良好な性関係へとつながりやすい。

　ちなみに、妊娠中は避妊の必要はないが、性感染症の予防はしなければならない。母体が妊娠中に膣や子宮腔内に感染すると流・早産のリスクが高まる。また感染したまま出産を迎えると、新生児が産道で感染するリスクも高まる。それゆえ、妊娠中にもコンドーム使用による性感染症予防が必要である。

5．中年期・壮年期（更年期：40〜50代）

　女性は40代に入ると卵巣機能が低下し始め女性ホルモンの分泌量が減少してくる。やがて月経が停止し閉経を迎える。この閉経を基準に前後5年間、計10年間程度を更年期と呼んでいる。50歳で閉経の場合は45歳から55歳までが更年期となる。男性にはこのような明確なホルモン変動は見られないが、女性からやや遅れた50代以降に男性ホルモンの分泌低下が顕著になり、男性の更年期とも言われている。男性は体力の低下、性欲・気力の低下、勃起力の減少、うつ症状などを訴えることが多い。

女性は女性ホルモンの分泌が減少することにより、性機能も影響を受ける。子宮や膣の委縮、膣の分泌液の減少などが起こり、性交時に疼痛が生じることもある。女性は体型の変化や若さが失われていくこと、閉経によって女性性の喪失感があることなどから性行為に消極的になるケースもある。しかしながら、性行為を中心とした能力がなくなるわけではないので、心身の変化に沿った工夫をすることが必要である。閉経前には月経も不規則になり、避妊が不十分になり望まない妊娠も多い。人工妊娠中絶の件数は20代に次いで多いというのが現状である。完全に閉経するまでにも確実な避妊が必要である。

　男女とも全体的に性的活動の低下や減少がみられる時期であるが、閉経後は妊娠の心配もなくなり性行為に積極的になりオーガズムや満足感がより高まるケースもある。いずれにせよ、加齢に伴い無理に性行為を制限・中止することは好ましくない。この時期の性的活動は個人差が大きいため、身体変化やパートナーの状況に配慮しながら性行為を楽しむ姿勢が大切である。

6．老年期（65歳以上）

　老年期では男女ともに性的活動や能力の低下が進み、多くのカップルが性行為を持たなくなってしまう傾向がある。男女ともに性器はさらに委縮し、膣の潤いもなくなる。しかしながら性交は可能であり、むしろ定期的に性行為がある方が膣の委縮などがみられない事が多い。加齢に伴う性行為の制限・中止は不適切である。

　とはいえ、老年期では性衝動や性反応、身体的な性機能が成人期の頃より低下してきているのは事実であり、必ずしも性交を中心とした性行為が求められている訳ではない。相手を慈しむ、手をつなぐ、添い寝をするなどを中心とした穏やかなスキンシップで満足が得られることも多い。このような穏やかなスキンシップにより、心地よさや安定感、信頼感、ひいては生きていることに充実感をもたらす効果がある。

　1970年代に、老人でも性のニーズがあり、性活動が行われていることが報告された時には大変な衝撃があったが、現代では広く理解されてきている。伴侶を失った人たちの新たな恋愛、老人ホームでの恋愛関係から発生するトラブルなど、老年期であっても成人期と同様な悩みや課題があるという側面もあるということを理解しておく必要がある

　老年期は、病気での治療・入院、施設への入所などが増えてくる年代であるが、医療や介護などにおいて老人の性の権利が守られない状況が非常に多いという現状がある。それは医療者や介護者が、老人になったら羞恥心がなくなる、認知症や意識がなければ羞恥心がないという非常に不適切な思い込みがあるか

らである。その結果、裸や性器の露出を放置する、プライバシーを守らないケアをする、介護施設で男女同時に入浴介助する、男女を同室にするなどの不適切なケアがなされることがある。羞恥心に配慮すること、性の権利や人間の尊厳を守ることは、年齢で変わることはない。ケアをする立場にあるものは常に意識していくことが必要である。忙しいから、時間が無いからという言い訳はケアをするものとして恥ずべきものではないだろうか。

Ⅲ　性行動と性反応

1. 脳と性

　性行動は脳の働きと密接な関係がある。男女の脳は様々なレベルで性差が認められており、その性差は、アンドロゲン（男性ホルモン）によって形成されるといわれている。胎児期から生後数か月にかけて男女別の性差のある脳が形成される。脳の大きさ、神経核の大きさ、神経細胞の数、伝導路、シナプスのレベルの差があると考えられている。ここで注意したいのは、女児の脳は胎児期・生後共にほぼアンドロゲンにさらされないという点である。女性の脳の形成には特別性ホルモンが関与している訳ではなく、男児のみ脳にアンドロゲンの作用が不可欠だということになる。しかしながら、男女の性行動の違いが本能としての脳の性差のみで決定されているのか、生育環境の影響を受けないのかなど、現段階では明確に解明されておらず、さらなる科学的解明が待たれる。

2. 生殖器の名称と働き

1）性器の形成時期と過程

　男女の生殖器はそれぞれの性染色体によって決定され、妊娠4～5か月ころまでに形成されていく。この時、特に男児は性染色体レベルに加えて、男児の胎児自身の精巣から分泌されるアンドロゲンでさらに生殖器の成熟が進むと考えられている。男女の性器は発生学的には同じ部位がそれぞれに分化して形成されている。性腺はそれぞれ精巣・卵巣、ペニスはクリトリス、陰嚢は大陰唇に当たる部位である。

　男女ともに性器は、外部から観察できる外性器と外部からは観察できない内性器に分けられる。女性の乳房は第二の性器と分類されることもある。

2）自分の身体・性器の観察

　セクシュアリティを理解するうえで、身体の仕組みや構造、名称を知ることは基本である。自分の身体を触って確認することが必要だが、特に女性は自分の性器を目で見て確認することは難しい。性器の位置が自分自身では確認しにくい部分であるため、排泄や身体を洗う際に触ったことはあるが、鏡などで確認したことはないという女性が多い。男性は女性と違い性器を自分で見ることは普通に行われている事である。

　女性が自分の外性器を自分の目で見て確認するという行為は非常に抵抗感が強いと思われるが、自分で確かめ、観察することは自分の身体を大切にする上で必要なことである。また、性感染症や性器の疾患の早期発見のためにも、日ごろから自己の性器を観察しておくことが大切である。

男女ともに、幼児期から性器を大切に・清潔に扱うように教えておくことが必要である。

Q2

男性器・女性器の図を描き、各部に名称を入れてみましょう。答えは p34、p37 で確認。

男性器の図と名称

女性器の図と名称

3）成人男性の性器

男性外性器

① ペニス（陰茎）：1本の尿道海綿体と2本の陰茎海綿体からなる棒状の器官である。尿道海綿体の中を尿道が貫いている。海綿体とは名のごとくスポンジ様に空間が多数ある組織であり、男性は性的興奮によりこの海綿体に血液が充満し、ペニスは増大し硬くなる。この現象は勃起と呼ばれ、性交の際に女性の膣に挿入しやすい形態となる。ペニスの先端部は亀頭といい、刺激に敏感な部分である。また、先端部分には排尿と射精が行われる外尿道口が1本開口している。

包皮は亀頭をおおう柔軟性の高い皮膚組織であるが、この亀頭を覆う包皮の状態は3つに大別される。1.常に包皮に覆われていない状態、2.包皮に覆われているが手で包皮を引き上げると亀頭が露出する状態、3.包皮輪の狭小や亀頭と包皮の癒着があり手で包皮を引き上げても亀頭が露出しない状態があり、1は正常、2は仮性包茎、3は真性包茎という（**図3**）。日本人男性は多くが仮性包茎であるといわれているが、この仮性包茎は医学的には何の問題もない。包皮と亀頭の間の汚れを入浴時に包皮を引き上げてよく洗うことで清潔が保てる。3の真性包茎は、手術が必要と考えられていたが、岩室伸也によると包皮は皮膚組織であり皮膚は毎日少しずつ伸ばしていくと伸びてくるので、ほとんどは手術がいらないとしている☆1。

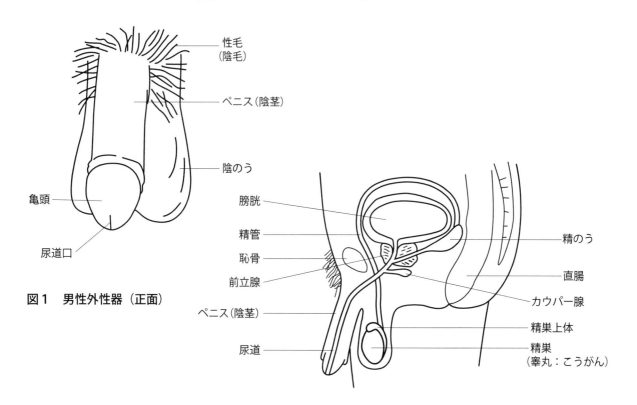

図1　男性外性器（正面）

図2　男性外性器（側面）

② 陰嚢（のう）：ペニスの両側に二つに分かれて位置する袋状の部分をいう。この袋状の部分には、内性器である精巣と精巣上体がそれぞれ1個ずつ入っている。陰嚢は男性の体外にあり、表面には多数のしわがある。この構造は高温に弱い精巣の働きを助けるためである。表面の多くのしわはラジエーターの役割を持ち、精巣の温度を高くしないように働いている。

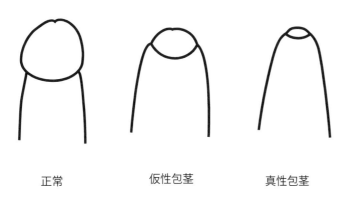

正常　　　　仮性包茎　　　真性包茎

図3　亀頭と包皮　包茎の図（3種類）

コラム5

男子が気になる包茎

若い男性のなやみで多くを占めるのは包茎についてです。日本人男性の約7割が仮性包茎とも言われ、大変身近な悩みとなっています。結論から言えば、手術の必要はありません。亀頭が出てくるように毎日少しずつ手で包皮を下げるようにします。子供の頃から保護者がこのようにして、自分でできるように教えておくと良いです。皮膚は伸びるので、このように習慣づけると亀頭は露出するようになります。"皮をむくように習慣づけ、さらに入浴時に良く洗う"ことが大切です。"手術は必要ない"というメッセージはとても安心材料になると思います。

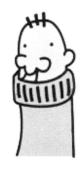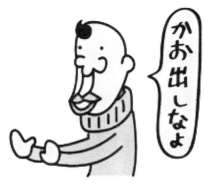

益田早苗監修『Teens' Love ―大切にしよう自分の性』青森県立保健大学ピアカウンセリングサークル作成冊子　2005　p11 より転載

男性内性器

① 精巣（睾丸）：精巣は睾丸ともいわれ、精子を産生しかつ男性ホルモンを分泌する1対の器官である。前述したように高温下では精子の産生能力が低下するため、体外の陰嚢の中に位置している。

② 精巣上体：副睾丸ともよばれ、精巣の上部に位置する器官である。精巣とともに陰嚢の中に入っている。射精時にはここに貯蔵されていた精子が放出される。

③ 精管：精巣上体と精嚢をつなぐ精子を運ぶ管であり、50～60cmの長さがある。射精時には精巣で作られた精子の通り道となる。男性の不妊手術はこの精管を切断して縛る方法である（俗名パイプカット）。

④ 精嚢：精液の約60％を占める精嚢腺液を分泌する器官。射精の際に精液に混じって精子の運動性を高める。

⑤ 射精管：精管の続きで前立腺の中を通り、尿道につながるまでの長さ2cm程度の細い管である。

⑥ 前立腺：膀胱の下部近くにあるクルミ状の大きさの器官である。射精時に前立腺液が分泌されて精液に混じっている。前立腺液は精液の約30％程度を占め、精子の運動や生存に関与し、精子が成熟して卵子にたどり着くための働きをしている。

⑦ カウパー線：性的興奮時に透明・粘調、弱アルカリ性の液体で、ペニスや亀頭を滑らかにする分泌物を産生する。

4）成人女性の性器

女性外性器

① 大陰唇：女性の外性器の表面に位置する1対の皮膚の部分であり小陰唇を覆うようになっている。皮下脂肪にとみ、外側は通常の皮膚組織であり、内側は粘膜組織である。性毛は恥丘から大陰唇の外側の部分に生えている。

② 小陰唇：クリトリスから後方の膣に向かう1対の粘膜のひだであり、大陰唇の内部に位置する。クリトリス包皮が変形したものであり、クリトリスと並んで性的に敏感な部分である。

③ クリトリス（陰核）：左右小陰唇の上部にある小さな突起であり、神経末端に富み、刺激に最も敏感な部分である。

④ 膣前庭：小陰唇に挟まれた粘膜部分であり、上方に尿道口、下方に膣口が開口している。

⑤ 処女膜：膣口の周囲にある薄いひだのこと。膜という名称なので膣口に薄い膜が全面に張っていると勘違いされるが、月経血の通過のために中央部は開口している。多くは最初の性交でひだが傷つくのでこの名称となっている。

しかしながら、処女膜の形態には個人差があり、必ずしも最初の性交で傷つくわけではなく、激しい運動などで傷つくこともある。それゆえ、処女膜の状況から性交経験の有無を判断することは出来ない。

女性内性器
① 卵巣：左右の卵管の先に位置している1対の器官。拇指頭大の大きさで卵子を成熟させて排卵する。女性ホルモンを分泌している。
② 卵管：卵巣から排卵された卵子を子宮に運ぶ働きをし、子宮の左右に1対あり長さ10cm程度である。子宮から伸びた卵管は卵巣の近くになるとラッパのように広がっており（卵管采と呼ぶ）排卵された卵子を優しく取り込むような動きをする。通常、卵子と精子は卵管の膨大部で受精する。
③ 子宮：受精卵が着床し出産まで胎児を育てる器官である。通常の大きさは鶏卵大であり、長さ約7cm、重さは約50ｇである。内部は子宮内膜が覆っており、子宮内膜は月経周期に沿って変化をしている。排卵前は受精卵が着床しやすいように子宮内膜は肥厚するが、妊娠に至らない場合は、この肥厚した子宮内膜がはがれおち、月経という現象が起こる。
④ 膣：外陰部に開口している膣口から子宮までの約7～8㎝の管状の部位である。性交時に男性の陰茎が挿入される部位であり、内部はしわが多く伸縮性に富んでいる。出産時には胎児が通る産道となる。

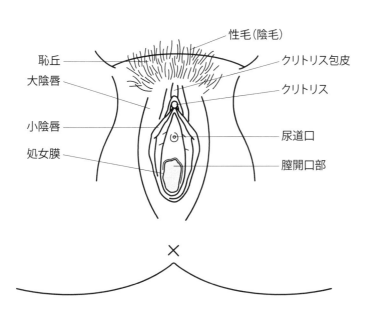

図4　女性外性器（正面）

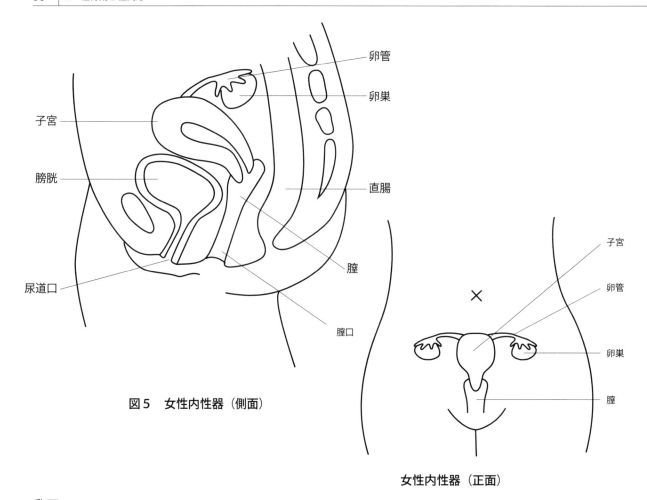

図5　女性内性器（側面）

女性内性器（正面）

乳房

　第二の性器とも呼ばれる。胸郭の前面に1対あり、乳汁を分泌する哺育器官である。乳房は乳房脂肪と乳腺から成り立っており、乳腺組織で母乳を産生する。産生された母乳は乳管を通って乳頭（乳首）の先の乳管口から分泌される。新生児は乳頭を口に含み吸啜することによって母乳を飲む。このような乳房の哺育機能は出産後の限られた期間であるが、乳房は女性の性的魅力を象徴する役割が大きい部位でもある。

コラム6

女性器の呼び名に共通したニックネームがない!?

　男の子のペニスには「おちんちん」という非常に優れたニックネームがあるが、女の子の性器にはある一定のニックネームがないのが現状である。男の子には性器のことを伝えやすいが、女の子には何と言っていいのかと悩む母親が多い。女の子の性器の名称については、母親のみならず、先生、医師、看護職などみんな困っているといっていい。女の子の性器はおちんちんと違って、居住地域によって多様な名称が存在している。たとえば、「おちょんちょん」「おまんちょ」「おめこ」「ワレメちゃん」「ぼぼ」など、地域性や方言で多種類ある。とはいえ、共通性のあるかわいらしいニックネームがないのが残念である。「あそこ」「おしり」とはあまりうれしくない名称である。

3．性ホルモンの分泌と働き

　思春期になると男女ともにそれまで休眠状態であった性中枢の発達が始まり、性ホルモンの分泌が急激に増える。思春期の二次性徴はこの性ホルモンの分泌によっておこり、性器の成熟、女性の性周期（月経）などの生殖機能が成熟していくことになる。

　性ホルモンは男女ともに、間脳―下垂体―精巣・卵巣へとホルモンの指令が行き、男性ではテストステロン（男性ホルモン）、女性はエストロゲン（女性ホルモン）が分泌されている。間脳の視床下部からゴナドトロピン放出ホルモンが下垂体前葉に働くと、下垂体前葉からは性腺刺激ホルモンであるゴナドトロピンが精巣または卵巣に働くという流れになっている。

　また、女性には月経周期という周期的内分泌機能がある。月経周期はこの間脳―下垂体―卵巣の機能が月経周期を調節している。

間脳（視床下部）	→	下垂体前葉	→	精巣・卵巣
ゴナドトロピン放出ホルモン（GnRH）		ゴナドトロピン（性腺刺激ホルモン）		男子：テストステロン＊ 女子：エストロゲン

図6　性ホルモン分泌の流れ

＊テストステロンは精巣で分泌されるホルモンであり、男性ホルモンであるアンドロゲンの大部分を占めるホルモンである。アンドロゲンはテストステロンをも含めた男性ホルモンの総称である。

4．性的な魅力

　人間は恋愛対象とする相手のどこに魅力を感じるのであろうか。性的な魅力は性指向により異なるがここでは異性愛を中心に見ていく。初対面の際には男女ともに相手の外見を見ることが一般的である。自分の好みの外見であれば、その人のことをもっと知りたいと思うが、好みでなければあまり関心を持たなくなる。その時代・年代によって、魅力的な外見とされる内容は異なり、さらに人間の美意識や好みは人それぞれである。ちなみに脳の偏桃体の部分が自分の好きなタイプを決めているともいわれている。

　筆者が以前学生に意見を聞いたところ、男性が女性の身体で魅力的と感じる部分は、顔、脚、乳房、髪、臀部を挙げる人が多かった。女性は顔、筋肉質でたくましい肩、胸、腕、臀部を挙げている。もちろん男女ともに魅力的と感じる部分は多様であるが、男女ともに性差による身体的特徴がお互いに魅力と感じる傾向がある。また、身体的特徴以外では、男女ともに優しい人、明るい人、一緒にいて楽しい人、趣味や話題が合う人、が好まれている傾向がある。

相手に関心を持ち、関係性を深めて交際をしていくかどうかを判断するためには、好意を表すシグナルと拒絶を表すシグナルなどのボディ・メッセージを見ていくことが必要である。恋愛とは相手の気持ちを丁寧に確認しながら関係性を深めていく必要がある。相手の思いを誤解することによりお互いの関係性やコミュニケーションはうまくいかないことが多い。

　一般的に相手に好意を持っているときは、眉を上げる、瞳孔が広がり（多分瞳がキラキラ輝く感じ）相手を長く見ている、口を開いて笑う、同意してうなずく、身体が相手の方に寄って行く、などである。反対に拒絶または好意を持っていない場合は、眉をひそめる、冷たい視線で瞳孔は広がらずあまり相手を見ない、あくびをする、ずっと煙草を吸っている、相手の意見に同意しない、相手に近づこうとしないなどである☆2。相手に恋愛感情を持つと冷静に判断できなくなるが、「相手が拒否しているのに、本当は自分の事が好きだから反対の言動をしている」と自分の都合の良い判断をしないことが必要である。自分の思いが一方的になると相手にとってはストーカーとなる可能性があるので注意が必要である。

5．人間の性行動

　人間の性行動（sexual behavior）は、恋愛や性関係を深めるためのコミュニケーション、性的欲求の充足や快感を求めること、生殖などを目的としたものに分けられる。動物の性行動はほとんどが種族保存を目的とした生殖としての本能行動であり、その性行動は性ホルモンの分泌に左右される。そのため動物では生殖の期間が限られ、性ホルモンが分泌される発情期に性行動が行われる。

　一方、人間の性行動は大脳皮質の前頭葉の働きが大きく影響しており、性本能に加えて、理性や学習といった高度な知能が性行動に関与する。まさに人間の性行動は脳の活動そのものである。また、人間には性行動をコントロールす

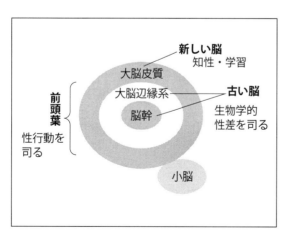

図7　人間の性行動と脳の働き

る能力が備わっているという点が動物とは大きく違う点である。人間の性行動は、人間関係や社会・文化的な影響を強く受けているという点が特徴であり、生殖活動のための性行動の割合は少なく、パートナーとの親密性やコミュニケーションとしての性行動が大半を占めている。性行動には性交の前後に行われるすべての行動が含まれ、抱きしめる、キス、愛撫（前戯）、性交、避妊、マスターベーションなどの行動が広く含まれる。

6. 性的親密性の12段階

人を愛し、好きになるという感情（恋愛感情）が芽生えると、相手への関心が高まり、身体全体で相手を感じ、近づきたい（近づいてほしい）、触れたい（触れてほしい）、一つになりたい（性交したい）などの性的欲求が高まるのが普通である。このような性的欲求や性行動は、異性や恋愛を意識し始める思春期から活発化する。反対に嫌な相手、恋愛感情のない相手とは絶対したくないのがこのような性行動であり、本人や相手が望んでいない場合は犯罪行為になる。

このような性的親密性の段階をデズモンド・モリスは12段階*（図8）に分類している。

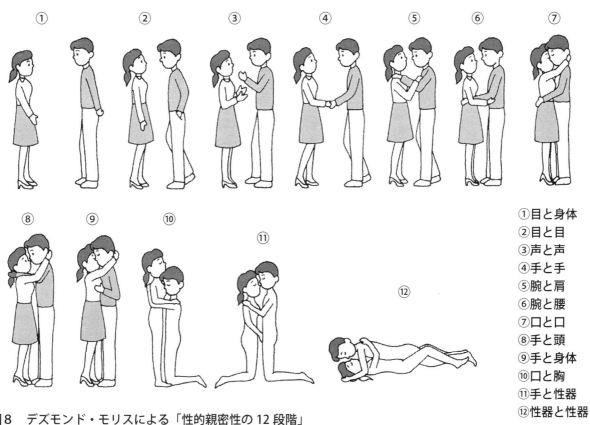

①目と身体
②目と目
③声と声
④手と手
⑤腕と肩
⑥腕と腰
⑦口と口
⑧手と頭
⑨手と身体
⑩口と胸
⑪手と性器
⑫性器と性器

図8 デズモンド・モリスによる「性的親密性の12段階」

新道幸恵編『母性看護学概論・母性保健／女性のライフサイクルと母性看護』第2章セクシュアリティ　メジカルフレンド社　2010より

もちろん、恋愛や性関係が進行していく段階は様々な過程がありこの通りではないことは確かだが、親密度が増していく指標としては一つの目安になるものである。しかしながら、この段階に沿って親密性を深めていく場合には、どちらかが無理強いされていないか、自分は本当にこの人とこの段階の関係を望んでいるかなどをじっくり考えながら関係性を進めていくことができ、相手をよく知らない段階での性関係が進行する危険性を回避することができる。

7. 性行為とは

　性行為とは、愛し合うカップルの最もプライベートな性的な行為といえる。性的な行為の中心は性交である。性交（sexual intercourse）とは男性のペニス（陰茎）を女性の膣に挿入する行為を言う。この時、女性は性的刺激を受けて膣の分泌物が増え柔軟になっていることが必要である。男性も性的刺激を受け、ペニスが十分に勃起していることが性交の前提条件となる。

　村瀬幸浩は、性行為は自己のアイデンティティを一度脱ぎ捨て、自己の最もプライベートな性器という部分でお互いがふれあい、行為の後には元の自分に戻れるような人間の成熟が必要であるとしている。人間が最もむき出しで弱くなる裸になって触れ合うことは、全面的な信頼感と安心感のもとでなければできないことである。身分や地位、役割、建前などを一時的に捨て、自分が自分でなくなるような感覚の性行為の後に、元の自分に戻れる自信と確固たるアイデンティティが既に形成されていることが必要である。ゆえに基本的に性行為は心身共に成熟している大人の行為であるとしている☆2。

　元の自分に戻れるとは、性行為後にはお互いがどちらかに従属するのではなく対等な関係に戻れること、性関係に引きずられて仕事や社会生活に支障をきたさないということである。大人ということは単に年齢を指しているのではなく、人間としての精神性の発達を指している。若い世代でも精神性の成熟がありお互いが真剣にかつ責任を持った性行為はよりエロスいわゆる性愛の満足感・安心感が高まり、年齢を重ねていてもこれらの成熟がみられない場合は、満足感や安心感を得られない性行為となりやすい。

　心身ともに大人の行為である性行為は、基本的に安心・安らぎ・喜び・満足・一体感・生きがい・はりあい・活力がわいてくるといったプラスの効果をもたらすものである。自分も相手も幸せで、性行為を通じて相手にますます愛情を高めていける関係が望ましい。そのためには、お互いの責任が伴ってくる。**表3**に示すように、安全で幸せな性関係にはいくつかの条件がある。

　この条件がいくつか欠けると、幸せで満足感のある性関係とはなりにくく、反対に性関係によって自分が傷ついていきやすい。彼をつなぎとめるために性

関係を持つ、本当は性関係を持ちたくないが嫌われたくないからイヤイヤ応じている、性関係を持たないと男として恥ずかしい、という関係性ではお互いが満足するには程遠い。望まない妊娠や中絶の経験は女性にとって非常に深刻な出来事であり、HIVなどへの感染は生涯の大きな健康問題である。

表3　安全で幸せな性関係の条件

- ○　お互いが愛し合い、相手を尊重している
- ○　男女（お互い）が心身ともに成熟（自立）している
- ○　お互いが同意しており、一方的・強制的な関係ではない
- ○　望まない妊娠や性感染症を防ぐ行動をする
- ○　身体や心を傷つけない関係である
- ○　搾取がない（お金のやり取りがない）

　安全で幸せな性関係の条件が守られないと、苦痛や失敗感、罪悪感、屈辱感、不安感を持ちやすく、自尊心を低下させることにつながりやすい。性関係でつまずく傷つき体験は時にはトラウマとして残ることもある。本来は幸せで満足感が高まる性関係が、傷つき体験とならないようにするためには、お互いの責任のもと条件を守る努力が必要である。今の自分にはその条件が整えられない、自信がないという場合はその性関係を見合わせることも必要である。幸せな性関係にするか、傷つく性関係にするかは、まさに自分の心身の成熟と責任にかかってくる。

8．人間の性反応

マスターズとジョンソン

　性的刺激が加えられた時におこる身体的変化および精神的変化のことを性反応という。性的刺激には、直接身体に加えられるものと意識に働きかけるものがある。性的刺激が加わると、男女ともに、発汗、皮膚の紅潮、筋緊張、血圧上昇、心拍数・呼吸数の増加などの全身の反応がみられる。性器や骨盤の周辺の血管が充血、筋緊張も強くなる。このような人間の性反応はマスターズとジョンソン*の研究によって明らかにされており、マスターズとジョンソンは性反応の段階を4期に分けている（**表4**）☆3。

　しかしながら、人間の性反応は、刺激を受ければいつも同じ経過をたどるとはいえず、その時の体調やパートナーとの関係性や心理状態などの違いによって変化する。男性は射精の際にほぼ確実にオーガズムがあるが、女性は性交時に必ずしもオーガズムがあるわけではない。むしろ多くの女性は男性に比して、

オーガズムを得るまでにはある程度性的な経験と成熟が必要であり、前述したように様々な要因が性的反応に関係している。

「性交をしたら必ずオーガズムがある」「男性なら女性にオーガズムをもたらさなければならない」などの間違った認識を持つ人たちも多い。これは、性に関する正しい情報が少ないこと、性交がオーガズムの有無にのみ価値観がおかれている誤った考え方が浸透している事が原因と考えられる。カップルの相手をいとおしむ愛情表現と性的興奮を高めあう行為そのもののプロセスと、肌や性器を触れ合う満足感の重要性が置き去りにされた結果である。信頼しあい、愛するパートナーとの性的ふれあいのプロセスを楽しむ性行為が満足感を高める。とてもデリケートな性的興奮のプロセスをお互いに楽しみ、オーガズムの有無やテクニックにこだわるなどのまちがった認識を持たないようにすることが大切である。

表4　性反応周期の男女の変化

		男性	女性
第1期	興奮期	ペニスの勃起、精巣の上昇、陰のう外皮の収縮	膣分泌物の増加、乳房・外性器の肥大、乳頭の勃起、クリトリスの増大
第2期	平坦期	亀頭がわずかに腫脹　精巣の上昇、増大	セックス・スキン（赤色に変化）、オーガズム帯の形成、クリトリスが後退
第3期	オーガズム期（絶頂期）	射精・リズミカルな筋収縮	膣のオーガズム帯のリズミカルな筋収縮
第4期	消退期	ペニスの縮小、精巣下降　性的刺激に反応しない無反応期がある	乳房・外性器の縮小　性的刺激で再度のオーガズムが可能

W.H.マスターズ、V.E.ジョンソン『人間の性反応』池田書店 1980 より作成

＊マスターズとジョンソン：アメリカのW.H.マスターズ博士とV.E.ジョンソン女史は多くの男女のマスターベーションや100組以上のカップルの性交を、同意を得て実験室で直接観察することにより、1966年、『人間の性反応』として出版し、世界的ベストセラーとなった。1971年に二人は結婚し、1991年に離婚している。この研究を超える研究がないため、現在でも人間の性反応における有用な研究といえる。しかしながら、結果にはいくつかの矛盾や疑問点があり、他の性科学に関する研究成果が待たれている。

9．マスターベーション（masturbation）

マスターベーションは自分の性器を自分で刺激し性的快感を得る行為である。語源はラテン語の「手で汚す」という意味であり、罪であり悪いことというイメージが強い。成人男性のほぼ100％が成人する前に経験するものであり、マスターベーションを行わない男性は何らかの性的問題を抱えやすいとされる。

女性は70〜80％の経験率と報告されている。女性は性交によってオーガズムを得る率よりも、マスターベーションによってオーガズムを得る率が高く、性的快感を開発するうえでも有益である。

「自慰」「オナニー」などと呼ばれるが、以前の認識は罪悪感が強く、抑圧・禁止される傾向にあった。近年では、このような認識は薄れ、自分の性欲をコントロールする一つの方法として受け入れられている。村瀬幸浩☆4 は肯定的な意味を持つ用語としてセルフ・プレジャー self pleasure を提唱しているが、残念ながらあまり浸透していない。マスターベーションの方法は、男女ともに主に自分の手指で摩擦やリズミカルな刺激を与えるのが一般的である。

手指以外に性器を強く圧迫する、道具を使って強い刺激を与えるなどの方法は、性器を傷つける心配がある。また、性器や手をきれいに洗わないと性器への感染を起こすこともある。性的な映像や雑誌には暴力や犯罪行為を描写して過激な刺激を求めるものもあるが、このような方法は現実的には特異なことであり、暴力や犯罪をイメージして行う方法は好ましくない。実際の性交渉で刺激が物足りなくオーガズムを得にくくする可能性があることと、犯罪により性的快感を得ようとするリスクが高まるからである。思春期の頃からマスターベーションについての正しい情報を提供する必要がある☆5, 6。

コラム7

マスターベーションの迷信

性的関心や性的欲求が強まる思春期から青年期の男子は、マスターベーションの欲求と罪悪感にさいなまれることが、程度の差はあれ、一度は経験することである。「マスターベーションをし過ぎるとペニスが黒くなる」「精子がなくなって将来子どもができない」「成績が下がり頭が悪くなる」etc. 大人になってみるとほほえましい誤解であるが、思春期の頃には大変大きな悩みである。皮膚を摩擦するだけで皮膚が黒ずむことはなく、着色は遺伝的な色素の影響である。女性も性器の黒ずみを性経験の多さが原因と誤解していることが多いが、こちらもほぼ無関係である。精子は常に製造されるので枯渇してしまうことはない。マスターベーション自体が成績を下げることはなく、欲求と罪悪感にさいなまれることから勉強が手につかなくなることの方が原因と思われる。いずれにせよ、男子は思春期の頃に男性ホルモンの分泌が人生で最も多い。性的欲求を高める男性ホルモンがピークに達する時期に、欲求のコントロールの困難さと葛藤の時期をうまく乗り越えることが大人になるための課題ともいえる。

10. 避妊（contraception）の方法

　性行為は本来人間の生殖・命をつなぐ行為であり、結果として妊娠につながる可能性がある。たった一度でも、愛があってもなくても妊娠という可能性はいつでもある。そのため、妊娠を望まない場合には必ず避妊をしなければならない。

　避妊方法にはいくつか種類があるが、ここでは最も多用されている方法としてコンドーム法、最も効果が高い経口避妊薬（ピル）について説明する。

　安全日、膣外射精（外出し）などが避妊法として実施されることもあるが、これらは非常に不確実で効果が期待できない方法である。

コンドーム（condom）

　うすいラテックス製（0.01〜0.1㎜）のゴムの袋を勃起したペニスにかぶせ、射精された精液が膣内に入らないようにする方法である。避妊法として簡単であり、スーパーやコンビニなどで手軽に買うことができる。以前から我が国の避妊法では最も普及している避妊法である。また、HIV/AIDS感染の問題が発生してからは、最も性感染症予防の効果がある方法として普及している。（詳細は性感染症予防の項p70参照）

　正しく使えば理論的にはほぼ100％効果がある。だが、実際には装着の時期を間違える、爪や指輪などでコンドームが破れてしまう、射精後コンドームを抜き取る時に精液が女性の膣内にこぼれてしまう、などの失敗により避妊効果は80％程度とされている。HIV/AIDS感染予防の意識が高まった近年はコンドームを積極的に使用する男性も増えてきたが、コンドームを使用しないで射精直前にペニスを膣から抜いていわゆる膣外射精での避妊をしている男性も一定数いる。また、コンドームを使用しない理由には「使わないほうが気持ちいい」「面倒だ」などがある。

経口避妊薬：ピル　OC（oral contoraceptive）

　経口避妊薬（以下ピルとする）は最も近代的な避妊法であり、正しい服用で100％の避妊効果がある。欧米では数十年前から普及していたが、我が国は疾患の治療目的のみの使用しか認められず、避妊用としては長い間認可されていなかった。ようやく避妊薬として認可が下りたのは1999年、21世紀を目前に控えた時期である。非常に遅きに失したと言わざるを得ない。

　ピルによる避妊は女性ホルモンであるエストロゲンとプロゲステロンを配合した錠剤を毎日1錠ずつ21日間内服する。その後7日間休薬後8日目から再度21日間内服するという方法である。飲み忘れを防ぐために、7日間のホ

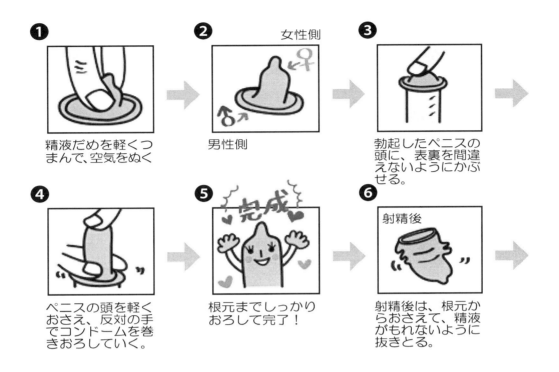

図9 コンドームの正しい使い方

_{益田早苗監修『Teens' Love ―大切にしよう自分の性』青森県立保健大学ピアカウンセリングサークル作成冊子 2005 p13 より転載}

ルモン剤が入らない偽薬をセットして毎日ピルを内服する方式もある（**図10**）。ピルは排卵が終わった後のホルモン環境を作り、内服中は排卵を抑制する避妊方法である。

　ピルは内服するだけで避妊効果が高くさらなる普及を目指したいが、日本ではいまだにピルによる避妊は3%前後と低い。その理由には、ピルは薬局で買えず必ず婦人科の医師に処方してもらわなければならない、基礎疾患や体質的に使用できない、嘔気や体重増加などの副作用が強く出ることなどがある。さらに、我が国で最も多いのが、ホルモン剤は副作用が心配という意見である。近年はこれまでの高用量の治療用ピルとは異なる低用量のピルが普及しており、むやみに副作用を心配する必要はないが未だに普及率は低い。ちなみにピルは服用7日目以降から避妊効果があるとされる。

　また、低用量ピルには避妊薬としてだけではなく、月経困難症を緩和する効果もあり、若い世代も活用するようになってきている。注意したいのはピルの避妊効果は非常に高いが、性感染症に関しては全く予防効果がないという点である。そのためピルで避妊をしていても、性感染症予防のためにはコンドームを併用することが必要である。

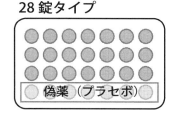

図10 経口避妊薬ピルの種類

コラム8

緊急避妊ピルとは…

　人間は間違いや失敗を起こすことがあり、避妊に注意していてもコンドームが破れた、ついうっかり避妊し忘れた、方法を間違えたなどのアクシデントは起こるものである。そのような場合の妊娠を避ける方法がこの緊急避妊ピルである。モーニングアフターピル、性交後避妊ともいわれる。緊急避妊薬は黄体ホルモンを成分とした薬剤で「ノルレボ錠0.75mg」といい、2011年に国が承認した薬である。性交後72時間以内に産婦人科を受診し、ノルレボ錠を2錠処方してもらい内服する。費用は約15,000円程度である。これで排卵を止めたり、排卵を遅らせたりすることで妊娠を回避する。72時間以内であっても妊娠を回避できないケースも数％ある。北村邦夫らの調査によると、男性の34.1％、女性の42.4％が認知しているとの結果であった☆7。認知度が高まり、望まない妊娠が減少することは大切だが、安易にかつ日常的に緊急避妊ピルを多用することは避けたい。一度でも緊急避妊ピルを使用した後は、これまでの避妊方法やパートナーとの関係性を見直すべきであろう。また、非常に辛いケースだがレイプなどの性被害の後にも緊急避妊ピルによる妊娠の回避が行われている。

　以前から、望まない妊娠を防ぐための緊急避妊薬を産婦人科の医師の処方がなくても入手できるようにしてほしいとの要望があったが、これまでは誤った使用法や悪用が考えられるとの懸念から「時期尚早」と認められていなかった。しかしながら、海外では広く薬局販売がなされていることや、女性の重要な自己決定権として薬局での販売を求める声が多く、厚生労働省は薬剤師の対面を条件に薬局での販売が出来るようにし、2023年11月から全国145ヵ所で試験販売が始まった。

　緊急避妊薬を女性が自由に購入し内服することで問題は解消する訳でなく、避妊や性関係についての相談・支援も合わせて行われることが必要である。

Ⅳ　少数派マイノリティの性

　「性の権利」はすべての人々にある。同性愛、性的違和（性同一性障害）、障害者などの性的少数者及び社会的少数者であっても、自分の性のあり方が尊重され、必要なケアや支援を受ける権利がある。性のニーズが満たされ、充実することは人生のQOL（quality of life 生活の質）が向上することにつながる。少数派・表面化しにくい性を理解し、偏見や差別をなくしていくことが大切であり、医療や保健、福祉、教育などの対人援助に関わる専門家は常に意識することが必要である。

1. 性の多数派マジョリティと少数派マイノリティ

　性の多数派マジョリティ（majority）とは、一般的に恋愛の対象が異性の男女である。反対の意味である少数派マイノリティ（minority）とは、いわゆるLGBT*（同性愛・バイセクシュアル・トランスジェンダー）、およびQ（クエスチョニング・クィアの人たち、性別を明確にきめられない人）、等であり性的少数者（性的マイノリティ）と呼ばれる。

　加えて、社会的少数派である障害者（知的障害、身体障害、精神障害、発達障害）の人たち、性分化疾型病気や治療・手術によって性機能の喪失や変化を余儀なくされていた人たちも、性の権利の尊重と適切な支援を受ける機会が少ないことから少数派と言えよう。そのため、ここでは性的マイノリティと社会的マイノリティの性について述べていく。

　　＊LGBTとは、Lesbian（女性同性愛者）、Gay（男性同性愛者）、Baisexuality（両性愛者）、Transgender（トランスジェンダー）を総称した呼称であり、性的マイノリティと同義語ではない。LGBTの対象者は性的マイノリティの一部なのでより限定的な概念である。近年性的マイノリティの呼称や概念、分類は非常に多様化してきている状況である。

2. 同性愛

　性指向が同性に向く場合（恋愛や性の対象）を同性愛という。男性同士はゲイ、女性同士はレズビアンといい、ホモセクシュアルは両方の同性愛を指す（異性愛はヘテロセクシュアルという）。

　我が国の同性愛者は約3〜5％の割合であり、全体で350万〜600万人と推定されている。以前は変態・異常者という偏見や差別を受けてきたが、近年では科学的な理解に基づき、性の多様性の一つとして認められるようになってきた。とはいえ、親や近親者、周囲の人たちに自分が同性愛であることを公表する（カミングアウト）までには多くのとまどいや葛藤がある。さらに、同性愛者の生活上の問題点では、法的に婚姻も認められていないため、長年連れ添っても法律婚のカップルのような権利、たとえば遺産相続や扶養家族となる権利が認められないなどがある。アメリカでは学生世代の自殺者が増加しているとも言われている。からかいの対象にもなりやすく、オカマ、ホモ、レズ、オナベなどの蔑称で呼ばれることもあり、当事者の不快感も大きい。

　また、同性愛のカップルは生物学的にはカップルの子どもを持つことが不可能であるが、近年はごく少数ではあるが、我が国でも子どもの養子縁組が認められ始めている。女性の同性愛者では第三者の精子提供による人工授精によって子どもを得る方法もある。性別違和（性同一性障害）とは異なり、同性愛は病気や障害でもなく、治療の対象とはならない

3. トランスジェンダー（transgender）

　身体性別と性自認が一致していないのがトランスジェンダーである。トランスジェンダーの中で身体違和が強く手術を希望しているか性別適合手術を行った人は性別不合（性同一性障害）と呼ばれている。性別不合はトランスジェンダーの中の約15％程度といわれている。尚、性別不合の詳細については後述する。以前は身体の性に違和感があり、反対の性別で生活をするが身体を変える希望は持たない者、時々反対の性別の服装や役割で過ごす者をトランスジェンダーと呼んでいたが、トランスジェンダーの概念や分類は常に変更されているので注意が必要である☆1。

4. 性分化疾患（Disorders/Differences of Sex Development：SDs）

　性分化疾患とは、染色体・性腺または解剖学的性の発達が非定型的な先天的状態のことである。医学的にはdisorders（異常や病気という意味合い）と今までは表記されてきたが、最近はdifferences（体質の個体差）という表現が多くなってきている。典型的な男性・女性の染色体や性器ではない様々な状態、区別がつきにくい状態であり、5,000～6,000人に1人の頻度ともいわれる。男女区別しにくい状態ではあるが、男性または女性どちらかの性別である。原因は性染色体、その他の遺伝子が関与するホルモン、性腺または生殖器の分化異常によって起こり、アンドロゲン不応症や先天性副腎皮質過形成、卵精巣性性分化疾患、クラインフェルター症候群、ターナー症候群など、身体的性別に関する様々なレベルでの、約60種類以上の症候群・疾患群がある。以前は半陰陽・両性具有（hermaphroditism）やインターセックス（intersex）などの用語が使用されていたが、患者にとっては蔑視的な意味が潜むものと感じられるため、近年これらの用語は用いられなくなった。

5. 性同一性障害（性別不合 GI）

　2019年に採択された世界保健機関（WHO）「国際疾病分類第11版」（ICD-11）では性同一性障害のカテゴリーと性転換症等の疾患名は廃止され、性別不合 gender incongruence（GI）というカテゴリーと青年期および成人期の性別不合 gender incongruence of adolescence or adult と小児期の性別不合 gender incongruence of childhood という新しい用語に改められた。性別不合は、割り当てられた性 assigned sex と実感する性別 experienced gender の間に不一致がある場合に付けられる診断名となり、その多くは身体的治療を希望すると

される。性別不合の診断の対象は、出生時に割り当てられた性と実感する性別に不一致があり、「身体的な治療を希求する者」である[☆2]。

原因は脳の性分化と身体（性器）の分化が一致しないことと考えられている。胎児期の脳の性分化が関与していると考えられており、幼少時の育てられ方の問題ではないということは近年明らかにされてきている。しかしながら、脳科学はいまだに解明できていない部分も多く、これからの解明が期待される。

日本では日本精神神経学会と日本GI（性別不合）学会が作成した「性別不合に関する診断と治療のガイドライン（第5版）(2024)に従って行われている。

*性同一性障害から性別違和そして性別不合へと名称が変更になったが、法律名やその他の名称は現在でも性同一性障害という名称であるものが多い。よって以下の記述では適宜使い分けている。

1）診断基準

診断は日本精神神経学会が主催するワークショップおよび日本GI（性別不合）学会が開催するエキスパート研修会を受講している精神科医が望ましいとしている[☆2]。

1) 実感する性別と割り当てられた性との間の不一致の確認
2) 身体的性に関連する状況の検討
3) 鑑別診断と精神科的合併症への対応
4) 1) ～ 3) を行い診断の確定をする。

男性から女性へと希望しているケースはMTF：male to female、女性から男性へと希望しているケースはFTM：female to maleと呼び、世界的には男性から女性への希望者MTFがFTMよりも割合が多いと言われているが、日本はFTMがMTFの約3倍との報告がある。性別不合に悩む人たちは全国で4万6千人との推計もあるが、正確な実数は不明である。

2）性別違和を感じる時期

性別違和に気付くプロセスとしては、人それぞれであり幼児期からの比較的早い時期、結婚し子どもをもうけた後の比較的遅いケースまで個人差が大きい。

近年は小児期から性別の違和を感じるケースが増えているが、成人まで持続しないケースもある。小児期には様々な精神疾患や障害が背景にある事が多いため、より慎重な診断と対応が求められている。

中でも18歳未満へのホルモン療法（二次性徴抑制療法を含む）を開始する場合は2名の意見書を作成する必要があり、そのうちの1人は日本GI（性別不合）学会認定医の資格をもつ精神科医とし、慎重を期する事としている。

3）社会生活上の問題

　出生時の性別（戸籍上の性別）をしないで生活している場合は、学校や会社などで反対の性別に沿った暮らし方が容認されず、嫌悪している性別の服装や役割、行動を要求され、本人にとってはそのことが非常に苦痛と感じられる。最大の問題は公的書類の性別変更が非常に難しいことから、就職や住居を借りる際に外見と書類上の性別の違いから断られることも多い。

　また、非常に少数派のため、理解も得られにくく、いじめや差別、偏見といった周囲の対応や家族からの孤立感も強く深く傷つけられることになる。針間克己は自身のクリニックの統計として、自殺念慮が62.0％、自殺企図が10.8％、自傷行為16.1％、過量服薬7.9％としている☆2。

4）性同一性障害者の特例法の制定

　性同一性障害（特例異和）の人たちの社会生活の困難さから異例のスピードで議員立法として2003年に「性同一性障害者の性別の取り扱いの特例に関する法律」が制定され、2004年から施行された。これによって一定の条件を満たすものは戸籍上の性別変更が認められた。性別の変更には、まず二人以上の医師の診断があることに加えて、**表5**の要件がすべて該当する必要がある。

　この法律が制定されてから20年が経過したが、要件の4と5は医学的な手術を必要としており、身体面の治療と費用（経済）の負担は大きい。また、未成年の子どもがいるうちは変更できず、厳しい要件との意見もある。これまでの性別変更が認められた数は、日本性同一性障害と共に生きる人々の会の調査によると、2004年から2022年までで、総数は12,000件を越えている。

　2023年10月に最高裁が性別変更を求めるケースで、特例法の第3条4号の「生殖器がない事又は生殖腺の機能を永久的に欠く状態であること」の要件を違憲とされ、男性器があっても女性への性別変更が認められた。その後同様のケースの性別変更が2024年11月までに既に30件以上行われているという。

表5　性同一性障害者の性別の取り扱いの特例に関する法律
　　　第3条　性別の取り扱いの変更の審判の要件

1	18歳以上であること
2	現に婚姻をしていないこと
3	現に未成年の子がいないこと
4	生殖腺がないこと又は生殖腺の機能を永続的に欠く状態にあること
5	その身体について他の性別に係る身体の性器に係る部分に近似する外観をそなえていること

性別不合の人たちにとって性別適合手術を希望する人も多いが、手術なしでも戸籍の性別変更が可能になる事によって、現実的には様々な不都合や整合性が取れない問題が起こってくると考えられる。最高裁の判断により、特例法改正にも繋がる状況にもなってきている。

5）治療

治療は、精神科領域の治療（精神的ケア）と身体的治療（ホルモン療法、出生時に割り当てられた性が女性である場合の乳房切除術、性別適合手術）で構成される。治療は画一的にこれらの治療の全てを受けなければならないというものではなく、精神科領域の治療は希望者のみに対して行われる。身体的治療については、治療に関する十分な理解を前提としたうえで、自己の責任において、どのような治療をどのような順番で受けるかを自己決定することができる☆2。

コラム 9

性別適合手術　SRS（Sex Reassignment Surgery）

　日本で初めての性別適合手術は 1998 年に埼玉医科大学の形成外科医であり、マイクロサージャリーを専門とする原科孝雄（はらしなたかお）医師によって行われた。原科医師は事故によって外性器を失った男性にマイクロサージャリーで再建した実績を持っていた。最初は女性から男性への性別適合手術 (FTM) が行われ、その後男性から女性への（MTF）の手術も行われた。2007 年に定年退職となり、一時、埼玉医科大学での性的適合手術が行われない時期があった。

　現在は埼玉医科大学、岡山大学、関西医科大学、大阪医科大学、札幌医科大学などが性別適合手術を行っているが、民間のジェンダークリニックなどでも行われている。しかしながら、技術的に安心できる医師や病院は少なく、国内では数年の手術待ちという状況がある。そのため、性別適合手術の高い技術を持つ海外のタイで手術を受けるケースが多い。

6. 障害者の性

　これまで、身体障害者、知的障害者、精神障害者の性は長い間存在しないかのように扱われてきたが、性の発達や欲求は普通にみられる。障害児は健常児に比較してやや遅れるが、思春期に入ると二次性徴や性的な発達がみられるようになる。これまでは障害者の性に関する理解や情報が少なく、施設職員や支援者による性的暴力がみられることもあった。過去には、優性保護法の下での不妊手術の強制や月経の手当てができないからと子宮を摘出するなどの障害者の権利を無視した対応も少なからずあった。

　知的障害者や身体障害者はレイプや強制わいせつ、無神経な対応による性的暴力を受けやすい状況がある＊。障害者は①入浴や排泄など、プライバシーに関わる行為に他者の介助が必要であり性的被害を受けやすい、②介助してもらえないと生活に窮するため介助者が常に優位に立っているため訴えにくい、③性被害の知識がなく行われていることが性暴力と気付けない、または障害のために理解できない、④知的障害者は事実を話しても信用してもらえないなどの背景から、性被害を受けやすい状況がある。

　一方、精神障害及び知的障害を持つ男性は性犯罪の加害者になる確率も高い。その背景には①性教育を受けないことが多く、自分の欲求のコントロールの仕方を知らない、②コミュニケーションスキルに乏しく、行為を持つ女性に対し

コラム 10

知的障害児の性の問題

　知的障害者の性の問題行動として、人前で性器を出す、マスターベーションを始める、いきなり抱きつくなどがある。その原因には①知的障害者の性的発達が理解されていないこと（知的障害者は性の発達がおくれているという間違った認識）、②知的障害者に適切な性教育が行われていない、の2点があげられる。

　一般的にはこのような問題行動の背景を知る人は少なく、知的障害者は困った人だ、何をされるかわからないから怖い、という印象を持ちやすいが、当人たちは性的欲求やニーズに対してどのように対処・コントロールすれば良いのかを教育されていないため、「公衆の面前でそのような行動をしない。トイレや自分1人の部屋でしよう」という基本的な事が教えられていないからである。また、手を握る・抱きつくときは相手の人から「そうしてもいいよという確認をとってからにしよう」、「相手の人が嫌がることはやめましょう」と伝えると理解が進む。もちろん1回のみの指導ではなく、日常的に何度も指導する、教員や周囲の人が同じような一貫した対応をするなどが効果的である。

て一方的で直接的な行動を起こす、③性犯罪や性暴力の知識や認識がない、④加害を疑われた時に自分の事を適切に説明できない、信用してもらえない、などがある。

　障害者であっても人間として性の権利は尊重されなければならず、性的発達・恋愛・結婚・育児の支援、性行動や性行為の具体的支援（マスターベーションや性交用補助具）とその充実が必要である。何よりも、これまであまり行われてこなかった性教育や性の支援を特別支援学校、障害児（者）施設などで早急になされる必要がある。

　身体障害者は恋愛をするにしても実際問題として自分で自由に動けないという点が大きな問題であり、パートナーとの出会いがほとんどないのが現状である。そのため恋愛やさらにそれ以上の性行為も経験するチャンスがほとんどない。オランダではセックスボランティアが存在し、障害者の性を介助する組織が存在する。行政がその利用料を負担する制度もある。日本ではにわかには受け入れられない制度ではあるが、障害者の性をどのように支援するかは今後も大きな課題である。ちなみに日本では障害者が利用できるソープランドは存在しているが、実数は多くない。

　人生において恋愛や性行為、結婚、子どもを持つことは生きる喜びや将来への希望につながるものであり、さらに妊娠・出産・育児は女性障害者にとって達成感の大きい体験である。しかしながら、障害者が子どもを持つ場合、その障害に必要な育児支援のサポート体制が整っていなければ現実的には難しい。家族や周囲の理解と支援はもちろんのこと、公的な支援システムも不可欠である。現状では十分整っているとはいえず、障害者の希望通りとならない事も現実であろう。一方、誰にとっても結婚や出産は必ずしもしなければならないものではなく、しない人生もその人のかけがえのない人生であり、その人らしい人生を選択できることが望ましい。このような情報提供も障害者の性の支援として必要である。

*水戸事件：1995年茨城県水戸市で発覚した知的障害者への暴行・レイプ事件。知的障害者を積極的に従業員に採用する会社において、知的障害者を寮に住まわせ、賃金をほとんど支払わない、食事を抜く、角材やバットで殴る虐待、レイプなどが長年にわたって頻繁に行われていたことが明らかになった。レイプ被害の女性知的障害者は10数人に上るという。しかしながら、裁判では知的障害者の証言能力の信頼性が問題となり、結果的にレイプ事件は不起訴となっている。当時の警察や検察が立件に対して消極的であったとの見方もあり、司法における知的障害者への偏見や差別が浮き彫りになった事件でもある。

7. 病気（疾患）と性

　病気の治療や手術による性機能の低下や性行為の制限、入院によるパートナーとの分離やプライバシーが守られにくい環境など患者は様々な性のニーズや問題を抱えやすい。医療においても患者の性の問題への援助は最近取り組まれ始めたばかりであり、全く支援を受けられない状況にある患者もいまだに多い。

　医療や看護において患者の性の支援がなされていなかった背景には、①性の問題は患者の生命や治療に直接関与しない、②医療者や看護者に性の科学的知識や支援方法が教育されていない、③患者にとって性の価値観や個別性が大きく介入が難しいなどが考えられる。しかしながら、近年では長い闘病生活や治療への意欲を支えるためにも、患者の性の支援は非常に重要であり、闘病中や治療後のQOLを高めるための大きな要因であるという認識は徐々に普及し始めている状況である。

　性機能の低下や性行為の制限がある疾患の主なものを**表6**に示した。もちろ

表6　疾患と性機能の低下および性行為の制限

疾患名	性機能障害および性行為の制限の内容
糖尿病	インスリンの分泌障害による神経障害（男性のインポテンス）、性欲低下
心疾患	性行為による心臓への負荷、不安や心配による性欲低下、時に性行為が禁止
高血圧	男性の性機能低下、性行為による血圧上昇の不安、重症の高血圧は性行為制限
脊髄損傷	勃起・射精障害、性行為の可能性に対する不安、妊娠・出産能力への不安
切迫流産・早産	安静が必要であり性行為は禁止
前置胎盤	胎盤からの出血を誘発するため性行為の禁止
乳がん	術後の女性性・身体的魅力の喪失感、乳汁産生機能の低下、性欲低下、恋愛や性行為に消極的になる
子宮がん	摘出後の女性性の喪失感、術後の性的感覚の低下、性欲低下、性行為に消極的になる
前立腺がん	摘出術により高確率でインポテンス
精巣がん・卵巣がん	摘出術、放射線治療、化学療法による不妊（精子製造機能の低下、排卵機能の低下）、将来の子どもへの影響不安（精子バンク・卵子バンク）
人工肛門	術式によっては勃起障害・射精障害、臭いへの不安からくる性欲低下・性行為の抑制、妊娠・出産への不安
HIV感染症	パートナーへの感染の不安、恋愛・結婚をあきらめる、子どもが持てない不安
B型肝炎	パートナーへの感染の不安、恋愛・結婚をあきらめる
不妊症	男女ともに自分が原因の場合は男性性・女性性が著しく低下、性行為に医療が介入しプライバシーがなくなる、治療が目的の性行為に否定的になる、性欲の低下、精子提供・卵子提供・体外授精・代理母などの倫理的葛藤が生じる
うつ病	性欲低下、性行動の抑制、抑うつ感情と勃起障害、性的な自信喪失
統合失調症	幻覚・妄想から異常な性行動や性体験につながるリスクがある、虚偽の性被害を訴えるリスク、治療薬による性欲低下・勃起障害、治療薬に対する疑いの念

ん、その他の疾患でも様々な不安や心配、性行為への不安がある。適切な情報がないために恋人との別れや離婚に至る夫婦も少なくない。医療においては、病気の治療は最優先であるが、患者の不要な不安を取り除き、治療後の人生が充実するような性の支援は欠かせないものである。現在の医療や性機能障害の治療レベルは格段に上がっており、ほとんどのケースで性行為や妊娠出産が可能になってきている。患者が話し出せない性の不安を医療者が前もって説明する、相談を受け止めるというメッセージを常に発していくことが大切である。

コラム 11

LGBT 理解増進法

2023年6月「性的指向及びジェンダーアイデンティティの多様性に関する国民の理解増進に関する法律」いわゆる LGBT 理解増進法が成立した。この法律は、2021年に与野党が調整した「理解増進法案」が、自民党によって問題ありとされて一旦保留となり、2023年に米国民主党バイデン政権の圧力により急遽制定されたため、国民の反発も強かった。
この法律は12条からなり、国民の理解の増進に関する施策の推進、基本理念、国及び地方公共団体の役割等が定められている。

2021年案の修正部分は、①性自認からジェンダーアイデンティティに変更、②「差別」から「不当な差別」に変更、③学校教育に関する家庭及び地域の協力の追加、④民間団体の活動促進のための施策の削除、⑤理解増進連絡会議の構成が行政機関だけの職員で構成されている、⑥「すべての国民が安心して生活できるように」が加えられ、性的少数者のみでなく、女性や子どもたちを含めたすべての国民が対象であることが明記された。これらの修正内容により、一部の性的少数派や活動家に限定されやすい施策内容からより広い国民を対象とした法律となっている。成立の経緯や内容に関する議論や問題、国民の法律についての理解不足もあり、今後も更なる検討や普及が必要な法律である。

Ⅴ　性の諸問題

1. 望まない妊娠と人工妊娠中絶

1）人工妊娠中絶の動向

　性行為の際に適切な避妊行動を行わないと、望まない妊娠という結果が待ち受けることになる。望まない妊娠の大多数は、医療処置を行って妊娠を途中で中止する人工妊娠中絶（以下中絶と略す）という選択をすることになる。

　我が国の中絶の件数及び実施率（女子人口千対）は年々減少してきており、令和5年度の件数は126,734件、実施率は5.3ととなっている。ちなみに平成12年度の中絶の件数及び実施率は、それぞれ約34万件、11.7であり、この20数年間で中絶は半数以下に減少してきている☆1（**図11**）。その背景には、低用量ピルおよび避妊教育の普及、緊急避妊法の周知などがあると考えられている。

　年代別に中絶の実施率を令和4年度で見てみると、全体の5.1に比較して、20～24歳が10と最も高く、次いで25～29歳の8.4、30～34歳の7.2の順となっている（**図12**）。10代である20歳未満は3.6となっている☆1。

　全体的に少なくなってきた中絶ではあるが、現在でも12万件以上の中絶が行われており、女性の心身のダメージが少なくない。近年の中絶そのものは以前より技術が進歩しており、手術自体はかなり安全になってきている。我が国ではそうは法が1割以上、そうは法と吸引法が2割以上、吸引法のみが6割以上となっている。令和3年に最も安全とされている経口中絶薬が認可されたが、現在はまだ数％の割合である。術後に十分な安静・休養をとらないことによる合併症や後遺症はあるが、手術そのものは以前よりは安全になってきている。身体的負担は少なくなったが、女性にとっては罪悪感や失敗感、羞恥心や恐怖心が強く、その心理的ダメージは術後も長期にわたって持続すると言われている。それゆえ、適切な避妊方法の指導やカウンセリングなどの術後のケアの必要性が高い。

2）中絶と法律

　我が国で、中絶実施に関連する法律は「母体保護法」（1996）である。この法律は1948年成立の「優生保護法」が改められたものである。優生とは優生思想からくるもので、劣性なものを認めないという差別的な内容であることから、法律の改正に至っている。母体保護法では、以下の要件を備えた時に医師会の指定する指定医師（産婦人科医）による中絶を認めている。現在の我が国の中絶は、多くが下記①の要件を拡大解釈して実施されているのが現状である。また、近年、出生前検査によりダウン症候群などの胎児の異常を理由に中絶がなされているが、法的に見れば胎児の異常という要件は入っていないが、①の

要件の拡大解釈で行われている。
① 妊娠の継続または分娩が身体的または経済的理由により母体の健康を著しく害するおそれのあるもの
② 暴行若しくは脅迫によってまたは抵抗若しくは拒絶することが出来ない間に姦淫されて妊娠したもの

　指定医師が上記の要件を満たした時にのみ中絶は合法となっている。指定医師ではなく、上記の要件を満たしていない場合の中絶は、我が国では犯罪行為となる。

　中絶に関するもう一つの法律は刑法29条の堕胎罪（1907）がある。100年以上前に制定されたこの法律では、女性の要求だけで中絶をすることは中絶をしたものも、女性も罪を問われるという内容である。今現在もこの堕胎罪は存在しており、我が国の中絶に関する法律はいわゆる本音（母体保護法）と建前（堕胎罪）のダブルスタンダードになっているといえる。

　Ⅰ章で学習したセクシャル・リプロダクティブ・ヘルス／ライツの理念から言えば、中絶は女性の自己決定権や意思が尊重されるべきだが、我が国の法律にはその内容が盛り込まれていない。むしろ、堕胎罪では女性の意思での中絶は犯罪となると明記されており、今後はこの部分の整合性を検討していかなければならないという側面がある。ちなみに生命尊重・胎児の人権を主張し中絶反対の立場は「プロライフ派」、中絶の意思決定は女性の権利と主張し中絶容認の立場は「プロチョイス派」と呼ばれている。

3）中絶を回避し、育てられない子どもを特別養子縁組へ

　望まない妊娠をした女性の中には、相談できずに悩んでいる間に中絶できる妊娠期間を超えてしまうケースも少なくない。中絶の期間は母体保護法により妊娠22週未満（妊娠6か月の中ごろ）までとなっている。その中でも身体への負担が少ない中絶は妊娠12週未満であり、この時期であれば入院が不要なことも多く、役所などへの報告も不要である。妊娠12週以降（4か月以降）22週未満では医学的にも分娩と同様のプロセスが必要になり、処置や入院期間が数日間必要となる。また、妊娠12週以降の中絶は死産届の提出が必要になるなど、女性の社会的負担が増すことになる。

　22週を超えた望まない妊娠は、産み捨てや新生児殺人、児童虐待へとつながりやすいが、育てられない子どもの受け入れとして新生児の特別養子縁組などが行われ始めている。民間の養子斡旋機関の多くは、妊娠中からの支援を行っているところが多く、相談があればまずは本人が育てるための情報提供や支援を行い、それでも育てられないと判断した場合は新生児期からの特別養子縁組*支援へと移行する。

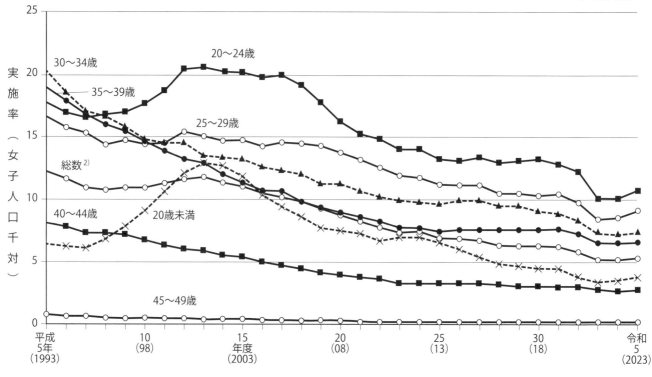

図11　年齢階級別にみた人工妊娠中絶実施率（女子人口千対）の年次推移　　各年（度）

注：平成13年までは「母体保護統計報告」による暦年の数値であり、平成14年度以降は「衛生行政報告例」による年度の数値である。また、平成22年度は、東日本大震災の影響により、福島県の相双保健福祉事務所管轄内の市町村が含まれていない。

1)「総数」は、分母に15～49歳の女子人口を用い、分子に50歳以上の数値を除いた人工妊娠中絶件数を用いて計算した。
2)「20歳未満」は、分母に15～19歳の女子人口を用い、分子に15歳未満を含めた人工妊娠中絶件数を用いて計算した。

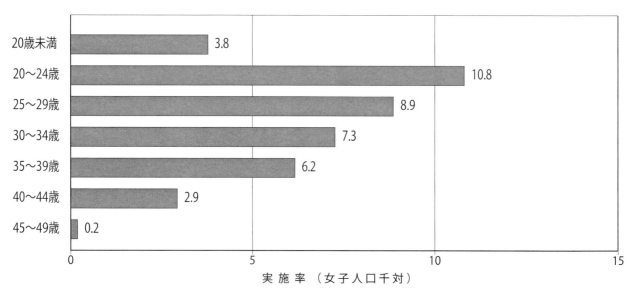

図12　年齢階級別にみた人工妊娠中絶実施率（令和5年度）

育てられないが、中絶することも望まないという女性はこのような支援を受けていくことが可能になってきている。

> ***特別養子縁組**とは、様々な事情で実親が育てられない子供（養子）を家庭（養親家庭）で養育を受けられるようにすることを目的とした養子縁組の制度である。民法の第四編第三章第二節第五款、第817条の2から第817条の11に規定されており、この制度は普通養子縁組の制度とは異なり、子どもの福祉を優先した制度であり、養親との親子関係は実子と同様の親子関係となる。普通養子縁組では、戸籍上、養子は実親と養親の2組の親を持つことになるが、特別養子縁組は養親と養子の親子関係を重視するため、養子は戸籍上養親の子となり実親との親子関係がなくなる点が異なる。特別養子縁組の条件として、養子の年齢は6才未満に制限されている。また、原則として離縁（親子関係の解消）は認められていないため、永久的な親子関係が保証される。

事例4

> 大学2年生のF子さんは数か月前に望まない妊娠をして人工妊娠中絶を受けました。全く事情を知らないクリスチャンの友達との話の中で、「人工妊娠中絶は赤ちゃんを殺人していることだから許されないことよね」との発言を聞き、自分がとても酷いことをした人間のように思い辛く苦しい日々を送っています。

課題1 F子さんのとった行動は殺人行為になりますか。
課題2 友人の考えについてはどう考えますか。
課題3 もしあなたがF子さんから信頼を得て、このような悩みを打ち明けられたらどのような対応をしますか。

事例4解説

　人工妊娠中絶（以下中絶）は殺人行為かという問いの答えは非常に難しいものです。それは、今現在でも、法的に命の始まりはどの時点なのかということにコンセンサスが得られていないからです。我が国では母体保護法により妊娠22週未満の中絶は法的に許されていますし、リプロダクティブヘルス／ライツの観点からも、世界的には子どもを産むか産まないかは女性の自己決定が尊重される流れです。しかしながら、キリスト教（カトリック）は中絶を教義の中で認めていませんし、避妊自体も否定しており、性行為は子どもを授かるための行為としています。「胎児は人間である」という立場であり、そのため、中絶は殺人であると主張するのです。このことはカトリック信者にとっての考え方であり、必ずしもこの考え方が誰にとっても正しいわけではありません。自分の宗教的な価値観を他者に押し付けることがないようにしたいものです。（もちろん、Ｆ子さんの友人は、事情を知らないで自分の意見を話しているだけであり、そのこと自体は何も問題はありません。）

　Ｆ子さんのクリスチャンの友人が「中絶は殺人である」との意見は友人にとっては正しく、価値が認められるでしょうが、その宗教ではない人までが殺人と思う必要はありません。とはいえ、中絶自体は非常に辛く重い出来事であり、Ｆ子さんのように「殺人」という自責の念、罪悪感に駆られる女性は多いでしょう。

　もしＦ子さんから悩みを打ち明けられたどうしたら良いでしょうか。

　まず、悩みを話してくれたことはとても良いことだという事を伝えましょう。悩みを誰かに打ち明けるということはその問題の解決の第一歩だからです。Ｆ子さんの気持ちが十分に表出できるように傾聴を心がけるようにします。

　そして、前述したように、カトリック教徒の信仰がすべて正しいわけではないこと、Ｆ子さんが悩んで苦渋の選択をしたことは意味があること、中絶をするかしないかは自分の責任で決断してもいいこと、正解はないことなどを伝えてあげられるといいですね。

　とはいえ、この事例は皆さんにとってもとても対応が難しいと思います。気の利いたことを言ってあげられないことも多いでしょう。ですが、それでいいのです。Ｆ子さんの話を聞いてあげることがとても大切なことです。

　日本には古くから水子供養というものがあります。流産や中絶で子どもを失った女性が供養をすることで気持ちを癒すという目的でもあります。近年はネット上でも供養できるサイトがあるようです。

2．性感染症

　性感染症とは、性的な接触（性器、口腔、肛門のいずれかの接触）によって感染する疾患である。主な性感染症には性器クラジミア症、淋菌感染症、尖形コンジローマ、性器ヘルペス感染症、HIV 感染症（AIDS）などがあり、これらはすべて感染症法で発生報告＊が義務付けられている 5 類感染症＊である。近年の我が国の性感染症で最も多いものは性器クラミジア感染症である（図 13）。さらにここ数年で梅毒の患者が急増しており、早期診断と予防が急務となってきている。また性器に感染症状が出る疾患ではないが、B 型肝炎も性交渉による感染リスクが高い。性感染症の感染様式は、口・性器・肛門の性的接触である。これは異性間の性的接触だけではなく、同性間であっても同様に感染する。

＊**発生報告**：感染症法では感染症の発生状況を知るために発生状況の報告を義務付けている。第 5 類感染症である性感染症 4 疾患（性器クラミジア感染症、性器ヘルペス、尖圭コンジローマ、淋菌感染症）は定点報告の方式であり、性感染症定点医療機関（全国約 1,000 ヶ所の産婦人科など医療機関）が月単位で届け出るものである。

＊**5 類感染症**：5 類感染症とは、国が感染症の発生動向の調査を行い、その結果などに基づいて必要な情報を国民一般や医療関係者に情報提供・公開していくことによって、発生・まん延を防止すべき感染症であり、感染症法により定められている。定点報告がなされる 4 種の性感染症及び全数報告の梅毒は 5 類感染症にあたる。

1）性器クラミジア感染症

　病原体はクラミジア・トラコマチスという微生物であり、性行為によって感染する。性器クラミジア感染症は初期には自覚症状がほとんどないため、受診率・治療率が低く、そのためさらに感染が広がりやすくなっている。男性より女性患者の報告数が多く、年代的には 20 代前半および 10 代後半と若い世代の女性に多いという特徴がある。女性患者数が多い背景には、女性性器の解剖学的構造が男性に比較して病原体を受け入れやすく、内性器の部位も広範囲であることが要因と考えられている。

症状

　1～3 週間の潜伏期間が過ぎると、男性は尿道の不快感や排尿痛を訴え、さらに進行すると尿道から分泌物が出てくることがある。治療をしないで放置すると尿道から精巣上体、前立腺へと進行し、男性不妊の原因になることもある。女性は、感染初期には自覚症状がほとんどないのが特徴だが、子宮頚管の部分の炎症から始まり、おりものが増える、軽い下腹部痛がある程度で症状が見逃されやすい。放置されるとさらに卵管炎、骨盤腹膜炎を発症し、卵管不妊症の原因となることが多い。女性は、感染した状態で妊娠すると子どもへの母子感染の危険もあるため、性感染症への関心と予防対策に留意する必要がある。

検査と治療

男性は尿、女性は膣分泌物を採取して行う。感染している場合は抗生物質の内服で治療をする。最近は1回の服用で効果が期待できる抗生物質が開発された。内服後10日間ほど性行為を控える必要がある。その他の抗生物質でも1〜2週間の内服で治癒が期待できる。また、性器クラミジア感染症に限らず、性感染症は性関係のパートナーの検査や治療を同時に行う必要がある。一方だけの検査・治療では延々とカップルの感染が繰り返し（ピンポン感染）治癒することがないからである。

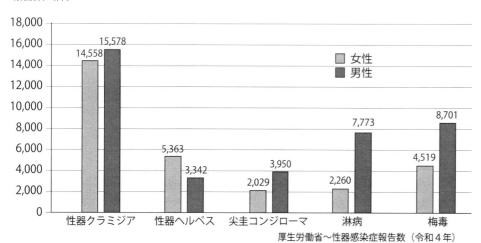

図13 令和4年度 性感染症定点報告数
厚生労働省「令和4年度性感染症報告数の年次推移」より作成

2）HIV感染症／AIDS

HIV（human immunodeficiency virus: ヒト免疫不全ウイルス）感染は当初は薬害や輸血による感染症として知られたが、現在では医療現場で輸血や医療事故による感染はほとんどなく、性行為による感染が主体となって来ている。AIDS（acquired immunodeficiency syndrome: 後天性免疫不全症候群）はHIV感染症が適切な治療がなされず進行して高度の細胞性免疫不全症の症状を呈し、日和見感染症や悪性腫瘍を引き起こす状態をいう。

2023の日本での新規感染者およびAIDS患者数は累計で35,381人である。とはいえ、新規感染者数が毎年増加していた2007年以降の新規感染者数は増加が落ち着き、近年は減少傾向になっている[☆2]（**図14, 15**）。

新規HIV感染者の7割以上、新規AIDS患者の5割以上が感染経路は同性間性的接触であり、異性間性的接触は1割以上である。新規AIDS患者は「いきなりAIDS」とも呼ばれており、HIV感染時期が不明のままAIDSが発症するケースである。新規HIV感染者は30〜34歳が多く、新規AIDS患者は35〜39歳が多くなっている。

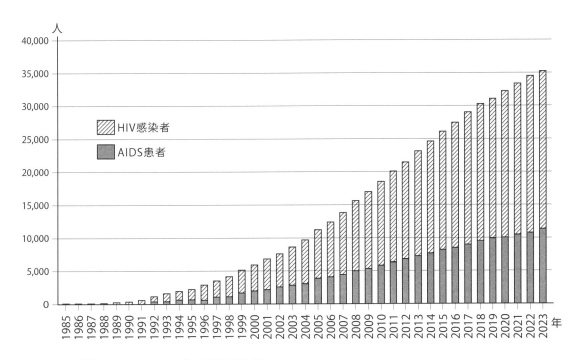

図 14　HIV 感染者および AIDS 患者累計報告数

厚生労働省エイズ動向委員会「令和 5 年度エイズ発生動向の概要」より

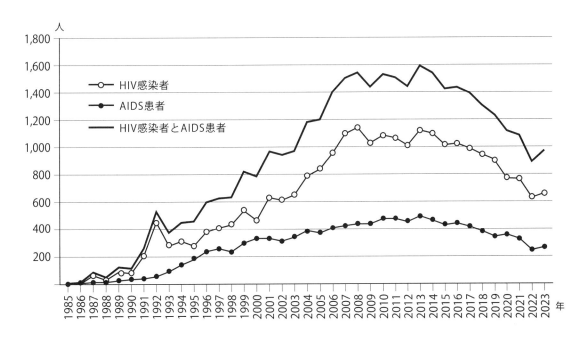

図 15　新規 HIV 感染者および AIDS 患者報告数の年次推移

厚生労働省エイズ動向委員会「令和 5 年度エイズ発生動向の概要」より

致死性の高い感染症として恐れられた HIV 感染症／AIDS であるが、近年は治療薬や治療の進歩により予後が飛躍的によくなっている。早期から治療を開始すれば、免疫力を落とさず通常の生活ができるようになってきている。しかしながら、治癒はできないため一生服薬を続ける必要がある。また、恋愛や結婚、性的関係における問題、精神的問題、妊娠・出産による次世代への感染など、生涯にわたって心身の健康にリスクを伴う重大な健康障害である。

検査と治療

　検査は保健所や自治体の検査機関で匿名かつ無料で受けることができる。医療機関でも検査を受けることができるが、医療機関では有料（5,000〜10,000 円）となる。献血の際にも HIV の検査はしているが、献血を HIV 検査目的で受けることをしてはいけない。なぜなら、感染してから検査結果に反映されるまでには 2〜3 か月間を要するからである。なかでも、感染から 4 週間未満の時期は感染していても検査結果が陰性（ウインドウ期）となることが多い。感染者が検査目的で献血することにより、その血液が患者の輸血に使われる可能性が限りなく高まる。そのため、日本赤十字社では HIV 検査の目的での献血はやめるように呼びかけている。

　治療の基本は 3〜4 種類の薬剤を内服する強力な抗ウイルス療法である。HIV 感染は完治して HIV ウイルスが体内からなくなることはないので、この薬物治療は一生涯続けることになる。

HPV と子宮頸がん予防接種、子宮がん検診

　子宮頸がんは性交によってうつる HPV（ヒトパピローマウイルス：human papilloma virus）の感染が主な原因である。HPV は 200 種類ほどあり、この中でもがんに関係しているものは HPV 16 型と HPV 18 型と呼ばれる 2 種類が代表的なものである。HPV は性交によって女性膣粘膜や子宮頸部粘膜の細胞内に侵入して増殖する。しかしながら感染しても 90％は自然にウイルスが消失するため、子宮頸がんへと発展するのは残りの 10％のウイルスが残った持続感染者のうちごく少数に子宮頸がんの前がん病変が生じる。感染から 5〜10 年ほどの期間で前がん病変に移行すると言われている。

　近年子宮頸がんの原因となるウイルスに対するワクチンが開発され、日本では 2013 年 4 月に定期接種として予防接種が開始された。この予防接種は性交経験前であることが要件であり、多くの自治体は小学 6 年から高校 1 年生女子を対象として開始した。しかしながら、開始直後から四肢の疼痛や痺れ、麻痺、ショック症状などの深刻な副作用が相次ぎ、2013 年 6 月には定期接種を中止し積極的には接種をすすめていなかったが、2022 年に再開された。予防

接種の可能ながんは現在子宮頸がんのみであり、その接種が希望者のみになっていることは残念だが、副作用と言われている問題を明確にし、安全であることを伝える必要がある。とはいえ、子宮頸がんは進行が遅いがんでもあり、性交経験のある女性が1〜2年に一度の子宮がん検診を受けていれば、前がん状態での発見が可能と言われている。予防接種を受けない場合は、がん検診を定期的に受ける事により子宮がんの早期発見は可能である。ちなみにHPVは男女ともに感染するが、今のところ男性の検査方法が確定されておらず、男性器などのがん化との関連性はあまり明確になっていないが、男性の接種も可能である。

3）梅毒

梅毒は過去の性感染症とされ近年の発生数は2010年頃までは年間の報告数が600〜800件台で推移していたが、2013年には1200件を超え増加に転じている。その後、2016年には4500件台、2018年には約7000件と急増し、2019年には若干減少に転じた。2022年からは1万数千件と急増している。

感染者の年齢分布は、男性は20代から50代までの幅広い年齢層だが、女性は20代前半が突出して多くなっている。病型は感染早期でかつ感染性の高い早期顕症梅毒が多くなっている[3]。

梅毒は、梅毒トレポネーマという病原体が、性行為や傷口からの侵入により感染する。男女ともに、性器にしこりや潰瘍が出来ることが多い。血液検査で診断が出来、感染している場合には抗生物質での治療が行われる。妊娠中の母親が梅毒に感染していれば胎児への母子感染である先天性梅毒のリスクが高まるので注意が必要である。

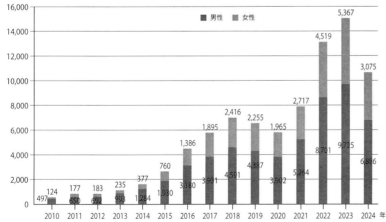

図16　梅毒感染者報告件数の推移
「2022年感染症発生動向調査事業年報」厚生労働省健康生活衛生局感染症対策部感染症対策課・国立感染症研究所感染症疫学センター（2024）

性感染症の予防

　性感染症はペニス、女性の外性器および腟（内性器）、口腔、肛門（直腸）などの粘膜組織から精液、腟分泌物、血液を介して感染する。そのため、性感染症を予防するためには、これらの粘膜と精液、腟分泌液、血液が直接接触しないように、体内に入らないように注意する。炎症や傷のない健康な皮膚は容易に感染しないように防御機能が働いているが、粘膜は皮膚に比較して細菌やウイルスが容易に侵入する部分である。性行為とはお互いの最も脆弱で傷つきやすい粘膜部分の接触でもあり、感染症予防に気を付けなければならない。

　最も簡便な性感染症の予防方法は性交時にコンドームを使用することである。性器クラミジア感染症、HIV感染症には最も効果的である。しかしながら、性器ヘルペスや毛ジラミなど、コンドームで覆われない部位に感染源がある場合は予防できないので注意が必要である。

　また、性交しなければ性感染症に感染しないと思いこんでいる若い世代も多いが、近年増加しているオーラルセックスでも感染するため、正しい知識を持つことが大切である。

　オーラルセックスを含む性行為経験者は性感染症の検査を必ず受け、自分と性的パートナーの健康管理をすることが責任ある性行動の一歩である。HIV感染症同様に感染直後の検査では陰性に出ることもあるため、カップルで定期的な性感染症検査と常にコンドームを使用して性感染症を予防することが必要である。

事例5　性感染症予防は大丈夫？

　大学2年のB君は付き合って3か月になる同じ学年の彼女がいます。二人の仲は急接近。好きな気持ちがどんどん募ってきました。二人はまだキスまでしかしていませんが、早くセックスに進みたいとB君は思っています。でも、B君はセックスの経験がなく、うまくセックスできるか不安でもあります。今度B君のアパートに遊びに来るので、その時にと密かに思っています。

　避妊のためのコンドームは何だか気恥ずかしくて買いに行けません。そうこうしているうちに彼女がアパートに遊びに来ました。雰囲気も盛り上がり、セックスまで進んでしまいました。コンドームがないというと、彼女は安全日だから大丈夫と答えたので、そのまま何もしないでセックスをしてしまいました。B君は彼女もセックスが初めてと思っていたので、彼女に性感染症はないと思いました。（実は彼女は以前にセックスの経験があります。）

課題1　B君の行動で性感染症の予防ができますか。

課題2　今後B君が性感染症を予防しようとしたらどのようにする必要がありますか。

事例5解説

　B君は今回、性感染症予防の行動は全くできていませんでしたね。

　彼女もセックスが初めてだから、性感染症はないと思ってしまったようですが、実際に彼女はセックスの経験がありますから性感染症に感染している可能性はあります。B君の希望的願望だけで思い込んでしまうのは適切ではありませんね。とはいえ、お互いに性の経験をオープンに話すことは非常に難しいですし、話したくないのが普通です。特に女性に性経験を聞くのは男性に聞くより難しいことです。さて、B君はどうしたら良かったでしょうか。相手の経験を聞かなくても、セックスするときは必ず性感染症予防をするということが基本です。セックスの時は避妊と性感染症予防を必ず行う。できない時はセックスしないというくらいの心構えが必要です。

　とはいえ、人生予定通りに行くことばかりではありません。急にセックスに発展するかもしれません。大人になったら、または性関係を持つようになったら、常に性感染症予防と避妊のためにコンドームを準備しておきましょう。

　ちなみに自分もパートナーも性感染症に感染しているかどうかは、見た目や自己判断ではわかりません。一度でも性交渉の経験がある人は必ず性感染症の検査を受けましょう。検査をしないとわからないのです。さらにパートナーが変わったら再度検査を受けることが必要です。また、複数のパートナーがいる人はさらに感染のリスクが高まります。複数のパートナーから自分が感染したり、自分が複数のパートナーに感染させることもありますが、複数だと感染源の特定も難しく、セイファー・セックス＊とはほど遠くなります。検査をしたことがないとしたら正直なところ管理しきれません。相手に対して誠実な性関係を目指しましょう。

　ちなみに、性感染症予防に無頓着で検査もしないとなると、自分とパートナーの過去の性交渉が現在の性感染症のリスクにも影響してきます。自分の元カレまたは元カノは感染症の心配がないか、元カレや元カノのそのまた元カレ元カノというようにネズミ算式に確認していかないと安心できません。その元カレ、元カノのどこかにHIV感染者がいても気付かずに性関係を持っているとしたら、とても心配になりますよね（**図17**）。まずはお互いに性感染症の検査を受け、さらに定期的に検査を行い、自分と愛する相手を感染から守っていくことが必要です。

　＊**セイファー・セックス**：性感染症、なかでもHIVに罹患する、あるいは感染させるリスクを減少させるような性活動や性行動のこと。

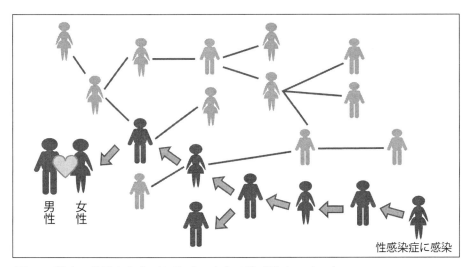

図17　過去の体験からネズミ算式に高まる性感染症のリスク

3．性の商品化

　売買（買売）春、風俗産業従事（セックスワーカー）、アダルトビデオやポルノでの被写体、マスメディアにおける女性の若さや姿形を使用した映像・写真、男性のセクシーな裸体写真などが商品化された性である。そこには金銭が介在し、多くの男性はその対価に対して支払いをし、女性はどちらかというと自分の性を商品にして報酬を得る立場が多い（ちなみに我が国は売春が禁止されている国であり、売買春は違法である）。

　セックスワーカーの女性には、"自分の責任で性を売ることに何の問題があるのか"、"高い報酬を得ているからそれほど問題にはならない" "時期が来たら辞める" と主張する女性たちが多いが、実は正当な報酬をもらえず、性を搾取されている現実もある。さらに、強制や暴力、犯罪に巻き込まれて自分の性を売らざるを得ない状況も少なくない。

　出版や著作物の性的な表現の自由、風俗産業などの職業選択の自由があり、全てが問題となるわけではないが、過激なポルノやアダルトビデオは、男性による性支配を肯定し煽動しているものが多く、女性を人間として扱っていない内容が多い。女性の人権を無視した、差別的な表現も多々見受けられる。

　"女性は奴隷のように扱われてセックスをするのが好きである"、"表面では暴力を伴うセックスを嫌がっているが実は望んでいる" などと思う女性はほとんどいない。正しい性情報を持たない若年世代は、このようなメディアの性情報にかなり影響されてしまいやすい。過激なポルノやアダルトビデオでの性知識は、多くの女性が好まない情報であるといことを理解しておく必要がある。

　性は誰にとってもプライバシー性が高く最高レベルの個人情報であるが、その個人の性を商品化することにより、自分自身の性被害のリスクが高まり、深いレベルでの心的傷つきが多いと言われている。

たくさんの性情報の何を信じればよいのか、報酬が高い・簡単で楽なアルバイトの危険性と落とし穴に落ち込まないためには、性に関するメディア・リテラシーを高めることも必要である。

4．売春

　売春防止法（1956）では第2条で「売春とは対償を受け、または受ける約束で、不特定の相手方と性交をすることをいう」と定義し、続いて第3条では「何人も、売春をし、またはその相手方となってはならない」と売春を禁止している。この売春防止法は売春が人としての尊厳を害し、性道徳に反し、社会の善良な風俗を乱すものであることから、売春を助長する行為などを処罰すること、売春を行うおそれのある女子を保護し更生させようという目的で制定されている。

　我が国では鎌倉時代より公娼*制度があり第二次大戦後の混乱期、日本には約50万人の売春婦がいたとされる。当時の女性の地位や労働条件の悪さが売春という心理的に過酷な労働へとつながり、生きるために売春に従事する女性が多かった。被害者なき犯罪ともいわれており、処罰よりは救済の観点があり、単純な売春は処罰の対象にならない。処罰対象は、売春勧誘、周旋、売春の契約行為、場所の提供、管理売春など組織的な動きなどである。

　このように我が国では売春が禁止されているが、実際にはその後も売春はなくなっておらず、特殊浴場（トルコ風呂のちにソープランド）、様々な形態の性風俗店、援助交際（中高生の売春）などで売春が行われているという現実がある。近年は低年齢化やHIV感染などの問題も深刻になってきている。売春防止法が制定される前の時代は生活や生きるために仕方なく売春に従事する女性が大半だったが、近年は売春に対する抵抗感も少なく、遊ぶお金や買い物のため、短期間で大金を得たいなどの動機が増えてきている。

　日本のセックスワーカー（性風俗従業員）、中高生で売春をしている少女たちからは、「誰にも迷惑をかけていない」「自分の意志でやっているのに何が問題か」「お金がたまったらやめるから、若いうちだけ」「性交（本番）はしてないから彼には悪くない」「職業で差別して欲しくない」という意見を聞くことが多いが、果たしてそうであろうか。もちろん、中には特別問題もなく過ごしていく女性もいるだろうが、売春によって傷つく女性が多いことも事実である。

　メリッサ・ファーレイ（米国2003）は性産業や人身売買に巻き込まれた人たちの調査を世界9カ国で売春従事中の854人を対象として調査している。結果は身体的暴力71％、レイプ被害63％、売春をやめたいが他の選択肢が無いと思う89％、ホームレス経験75％、PTSD（後述）の診断基準に該当68％、と大変深刻なデータとなっている。生育過程の中で虐待やネグレクト、性的搾

取で傷つけられてきた人が多く、売春をすることで一時的に居場所を作ってもらえるが、更なる暴力と搾取の危険にさらされやすいと報告している☆3。日本の売春に従事している女性たちは、外国のような過酷な環境下におかれてはいないが、気分の不安定・自己嫌悪・自傷行為・嗜癖行為と疲れ、深いレベルの諦めが存在するとの報告がある☆4。いずれにせよ、売春行為によってどのようなことが起こりうるのかというデータや事実を知っておくことは必要ではないだろうか。そのうえでの自己決定が尊重されるべきであろう。

なお、一般的に売春するのは女性が多く、買春*は男性が多い。しかしながらその反対のケースも少数ではあるが存在している。

***公娼**：公に営業を認められた売春婦のこと、または国が認めた制度のもとにある売春婦。
***売買春**：性を売る方を売春、性を買う方を買春と呼ぶ。売る方と買う方のそれぞれが存在しないと売春は成り立たないので、このような用語が使用される。

5. 児童の性被害

性の諸問題の中には、18歳未満の児童が対象となるものがある。ここでは性的虐待と児童買春・児童ポルノを取り上げるが、いずれも規制・禁止する法律が制定されている。児童に対する性的搾取や性的虐待は重大な児童の人権侵害であり、心身ともに深刻な被害を残すものであり、厳重な規制・禁止と共に、家族や社会、子どもたち自らも予防していくことが必要である。

子どもの性的虐待や性被害のサインを最も早期にキャッチできるのは、保育園、幼稚園、小学校、中学校、高校などの保育・教育機関である。これらの機関では、日々子どもたちと関わり、虐待や性被害のサイン、SOSをキャッチしやすい最前線の場ともいえる。そのため、教職関係者、学校カウンセラー、保育士らが、性的虐待や性的グルーミング（P103 コラム 14 参照）の知識を持ち、早期発見と予防を意識することが最も重要な対策である。

1) 性的虐待

児童虐待の一種であり、保護者が児童に対してわいせつな行為をすることまたは児童をしてわいせつな行為をさせることをいう。具体的な行為としては、子どもへの性交、性的暴行、性的行為の強要・教唆、性器を触るまたは触らせる、性器や性交を見せる、子どもの裸を眺める、ポルノグラフィーの被写体に子どもを強要するなどが性的虐待に当たる（児童虐待防止法 2000）。本書の最初の事例で中学生の女子が父親と入浴するケースを提示したが、このような事も性的虐待の範疇となる。また、日本では性的虐待は保護者（または子どもを監護するもの）によると規定されており、その他の者が加害者の場合は性犯罪の取り扱いとなるが、欧米では強者（大人）から子ども（弱者）への行為を

も虐待ととらえられている。

　性的虐待は他の種別の虐待に比して表面化しにくいが、子どもへの影響は他の種別の虐待より深刻であり、その回復には長期間を要するという特徴がある。ちなみに令和4年度の児童相談所における虐待相談件数は214,843件であり、そのうち性的虐待は2,393件（1.1％）となっている。性的虐待の発生件数は他の種別の虐待に比較して最も少なく、統計では全体の数％しかない。しかしながら、性的虐待は他の種別の虐待に比較して最も暗数が多いと考えられているため、実際の被害にあっている子どもたちはさらに多いという認識が必要である。

　加害者は父親が娘に対して行うケースが多いが他の兄弟からの被害もある。保護者以外では、保育士・幼稚園教諭・学校教師・塾講師や家庭教師、スポーツクラブのコーチなどからの被害がある。被害を受ける子どもは女児が大半を占めるが男児の被害も少なくない。年齢層は幼児と思春期以降が多いが、0歳の乳児でも被害を受けているという現実がある。少数ではあるが母親が息子に対して行うケースもあり、子どもの性被害に関してはあまり固定観念を持たず、0歳からの乳児期から被害を受ける可能性があり、男子も例外ではない、加害者は身近な大人が多いという視点を持つことが大切である。

性的虐待による子どもへの影響

　性被害は大人であっても"魂の殺人"と言われるほど深刻な被害である。子どもたちは成長発達過程にあり人格の基礎を作り上げる時期である。この時期に性的虐待を受ける事が、どれほど子どもたちに深刻なダメージを与えるかが理解できよう。

　被害児は精神的トラウマが大きくPTSD＊や解離性障害を発症することが多いと言われている。性虐待による子どもへの影響は**表7**に示したが、これらの影響（被害のサイン）は児童買春、児童ポルノなどの場合も同様にみられる。子どもとの対応の中でこのような状況がみられたら、まずは性的虐待を疑い支援を開始していくことが必要である。

　性的虐待は暗数が多いとされており、子ども時代の性的虐待が隠されたまま成長するケースも多いと推察されている。表出されないまま、自分の中に押し込めることにより、PTSDはもちろんのこと、摂食障害・アルコール依存・薬物依存・パニック障害・自傷行為・自殺行為・性的逸脱などの問題を抱えることが多い。

　　＊PTSD　post-traumatic stress disorder　心的外傷後ストレス障害：外傷的体験とは、人の対処能力を超えた圧倒的な体験（死の危険があった、性的暴力を受ける、大災害・大事故に遭遇した）の後で、その記憶がよみがえり（フラッシュバック）当時の恐怖心が再現されると同時に、気持ちの動揺、動悸、冷汗などの身体的反応も起こる。また、その外傷的体験に関係する場所や人物を極力避ける、出来事の一部を思い出せない、その時のことを考えると感情が麻痺する、睡眠障害、情緒不安定、必要以上の警戒心などの症状がみられる。

表7　性的虐待による子どもへの影響

①性器への外傷：出血、裂傷、疼痛、ただれ、掻痒感、排尿痛、排尿困難　性感染症がある
②その他の身体的外傷：咽頭痛（フェラチオの強制）、大腿内側の圧迫痕　肛門部の損傷（肛門性交による）頭痛・腹痛・気分の落ち込み・不安・気分のむらなどの不定愁訴が多い
③心理的影響：PTSD、落ち着きがない、睡眠障害、自尊感情の低下、集中力がなく成績の低下、
④行動上の特徴：家に帰りたがらない、年齢に合わない性的言動、異性への過度な興味や接近、頻回のマスターベーション、自傷行為、自殺念慮、更なる性被害を受ける、性犯罪加害者となる

2）児童買春

　児童、児童の斡旋者、児童の保護者のいずれかに対して、金銭などを支払うまたは支払う約束をして児童と性交など（性交や類似行為、児童の性器などを触る、児童に自己の性器などを触らせる）を行うことをいう。児童買春は「児童買春・児童ポルノ禁止法」（1999）にて禁止されている。

　日本国内だけでなく、以前は日本の男性がアジアへの児童買春ツアーに多数参加していると言われていたが、実際はアメリカをはじめとした欧米人が大半を占めていると言われている。インドやタイ、バングラデシュなどの貧困世帯では児童売春のために親が子供を人身取引している国が現在でもある。子どもたちは教育も受けられず、子どもらしい希望や夢を持つこととは無縁な生活を強いられ、適切な職業にも付けず、性を搾取される一生となることが多い。

3）児童ポルノ

　写真、電磁的記録などに児童の姿態を視覚によって認識できるような方法で描写したものをいう。具体的には児童を相手方としたまたは児童による性交や類似行為、他人が児童の性器を触るまたは児童が他人の性器を触る児童の姿態、衣服の全部または一部を付けない児童の姿態であり、ことさら児童の性的な部位が露出または強調されているものである（児童買春・児童ポルノ禁止法 1999）。

　2014年にはこの法律が改正され、児童ポルノの画像を持っているだけでも処罰の対象となった。いわゆる単純所持の禁止である（法3条の2）。日本は欧米に比較して子どもの幼児期の写真に裸や性器が写っていることが多い。一般社会に児童ポルノや性的虐待、小児性愛症などの認識がなかったことが背景にあると考えられる。しかしながら、近年、ネットやSNSの発達により、子どものこのような写真が出回り、子供が成長してから問題になることが増えて

きた。乳幼児期は子どもの裸に性的な意味を感じないことが多いと思われるが、小児性愛障害者には、性的興奮をもたらす画像となる。今後は、乳幼児や思春期前の子どもであっても、性器や臀部、上半身裸の写真などは撮影しないようにすることが大切である。撮影しないことが最も防止策として確実である。

6．強姦：レイプ（rape）

　強姦とは相手の意志に反し、暴力や脅迫、意識を失わせて性行為を行う犯罪である。旧法では強姦罪と呼ばれたが、2017年の法改正で、強制性交等罪と名称と内容が変更され、さらに2023年には不同意性交等罪に改正された。

　2020年の女性が被害者となった強姦の認知件数は1,591件であり、強制わいせつの認知件数は4,708件であった。2000年から2005年の時期にかけて強姦・強制わいせつの認知件数が多くなっていたが近年は減少してきている☆5。強姦は2017年までは親告罪であり、被害者が告訴しないと実数として集計されないので、暗数はかなりの数に上ると推測されている。告訴しない理由としては「恥ずかしくて誰にも相談できない」「自分が我慢すれば何とかやっていけると思った」「そのことについて思い出したくない」「自分にも悪いところがあると思った」「相談しても無駄だと思った」などであった☆6。

　2021年度に内閣府が実施した「男女間における暴力に関する調査」によれば、異性から無理やり性交された経験を持つ女性が7.1％であり、加害者との関係は、「交際相手・元交際相手」が31.2％と最も多く、次いで「配偶者・元配偶者」が12.0％、「職場・アルバイトの関係者」が8.0％となっている。一般的に強姦は見知らぬ男性から受けるとイメージされているが、親しい関係の知人が加害者となっている。被害を受けた女性のうち相談するのは37.1％であり、6割以上が誰にも相談していなかった☆7。

　これらの調査結果からわかることは、性犯罪被害については、被害が潜在化しがちで、誰にも相談しないまたはできない被害者が多いと推察される。性犯罪被害者は、心身に大きなダメージを受けていることが多いにもかかわらず、被害直後から適切な支援を受けていない状況と考えられる。性被害者支援の機関や支援者を増やすことも必要である。

強姦：レイプの加害者・被害者とならないために

　2003年に日本の有名私立大学のイベントサークルにおいて、女子学生に強いアルコールを無断で飲ませ、意識をなくしてから集団で強姦した事件が発覚した。

　このような大学生による強姦事件が残念ながら頻発している状況である。こ

れは日本のトップクラスの学力・偏差値を誇る大学でも起きており、大学生におけるサークル活動やコンパなどで十分気を付けなければいけないことである。大学における強姦も告訴まで行くケースは非常に少なく、多くは泣き寝入りをしているといわれている。強姦という卑劣な事件の被害者・加害者とならないよう自衛策も必要である。以下の点に留意して予防していくことが必要である。

＜男性＞加害者・犯罪者とならないために
・相手の同意がない、拒否している場合の性行為はすべて犯罪であるという基本を常に意識する。
・相手を酔わせて判断できない状況にする、意識がない状況で性行為を行うことは犯罪行為である。
・女性は強引な性関係を望んでいるという考え方は誤りである。
・デートに応じたのは性行為にも同意しているという考え方は誤りである。
・決して相手がセックスに合意したと自分なりの判断をしないこと。態度や表情、雰囲気を自分で勝手に判断しないこと。
・自分がセックスをしたいことを相手に伝え、明確な合意がなければセックスをしない。
・魅力的な女性を見てセックスをしたいと思う性欲があることは自然だが、その欲求をコントロールすること。人間は動物と違い性行動を抑制できる。
・「（自分が）酔っていたのでわからない・記憶にない」状況でも犯罪になる。情状酌量などはない。
・以前付き合っていた、婚約している、結婚している関係であっても合意のない、強制的なセックスをしてはいけない。
・女性は、最初は嫌がるがそれはポーズであり本当はセックスしてほしいという間違った認識を持たない。女性にレイプ願望はない。

＜女性＞被害者とならないために
・加害者が全面的に悪いが、自分を守るためには警戒して用心すること。
・お酒・ドラッグで理性が働かなくなる。これまでのレイプ事件ではお酒に薬物などを入れられる、知らないうちに強いお酒を入れられて意識をなくさせる方法がとられている。
・男性に対して自分の期待をはっきりさせること。思わせぶりやどちらとも取れる対応はしないこと。
・脅迫されたり、暴力で性的関係を迫られそうになったらその場から逃げる。
・自己の意見を主張する。嫌なことは「NO」「いや」「やめて」とはっきりいう。
・夜間の人通りがない道を一人で歩かない、防犯ブザーを携帯する、家の施

錠を忘れないこと。

強姦被害者へのケア

多くの性被害者は、羞恥心やプライバシーの問題から被害届を出さないことが多いため、被害の実数の把握は難しいと考えられている。さらに子どもの被害者は性被害を受けたことすら理解できず誰にも相談しない事、男性の被害者は「男性なのになぜ抵抗できないのか。弱い男性だ。」などの周囲の反応を恐れ女性よりもさらに暗数が多いと言われている。被害届を出す、起訴するとなると、その状況や被害を証明するための診察や検査をうけ、事情聴取を受けるなど羞恥心や心身の負担も大きい。被害後も非常に屈辱的な状況におかれやすい。

このような事情聴取や法廷での証言は二次的な強姦（セカンドレイプ）とも呼ばれており、被害者は被害を訴えにくい現状がある。

被害直後は警察機関や救急病院でなるべく早く診察を受け、被害の程度を確認することが必要である。そして精液など（レイプキットによる証拠などの採取）の検査、性感染症検査、女性の強姦の場合は緊急避妊ピルでの妊娠の防止が行われる。被害女性には落ち度がないという一貫した態度で接することが重要であり、被害者を尊重し、処置の十分な説明と同意を得ること、すべてのことに自己決定を促すケアが大切である。さらに、相談機関や支援機関の紹介をしておく。被害の直後は何も考えられない状況だが、被害後の後遺症などに対応できるようなケアをしておくことが大切である。

性被害者は一般的に自己評価を下げ、自己の責任を強く感じ自己否定がいっそう強まる。このような状況は被害者症候群とも呼ばれており、この後遺症は長期間にわたって残りやすい。さらに性被害者はその後の性行動やセクシュアリティの精神障害などを引き起こしやすく、再被害や被害者が犯罪に関わる傾向が高まるとも言われている。このような事から、性犯罪は魂の殺人ともいわれる。これまで性被害者に対しての社会や周囲の目は「被害者にも落ち度がある」という風潮が強く、被害者は泣き寝入りを余儀なくされていた。しかしながら、「性被害者には何も落ち度がなく、加害者に全面的に非がある」というスタンスで関わることが必要である。被害から回復し後遺症を軽減していくためには、周囲や専門家の長期的な支援が必要である。サポート機関、相談機関の情報提供や機関連携などを視野に入れた支援が必要である。

性的被害からの回復

これまで、性被害は"魂の殺人"であるという表現や、PTSDや深刻な心身のダメージがあると説明してきたが、「性的被害を受けたら回復もできず、傷

ついたままで、終わってしまうしかないのか」という思いが湧き起こるかもしれない。

　結論から言えば「否」である。その傷を癒し、自分自身を取り戻す過程は平たんでなく、長い時間を要するが、回復していくことは不可能ではない。そのためには、自分のつらい体験を誰かに話すという非常に苦しい決断をしなければならない。多くの被害者は誰にも言えない、助けを求めたが拒否された・信じてもらえなかったという経験から、助けを求めず自分だけで悩み対処をしてきている。

　幼少時の被害であれば、性的虐待であるという認識も持てず、その体験が潜在化していることが多く、原因もわからず心身の不調や辛さに苦しんでいる。

　自分の性被害を話すためには治療者（精神科医）やカウンセラーとの間に相

コラム12

不同意性交等罪（刑法第177条）

　1907年に制定された旧刑法の「強姦罪」は2017年に「強制性交罪」へと改正され、さらに2023年に「不同意性交等罪」と更なる改正が行われた。100年以上前の法律で現代の性犯罪を裁けない事は自明の理で、性犯罪の厳罰化や見直しが検討され改正に繋がっている。2017年の改正では被害者に男性が加わった事、法定刑が3年から5年に引き上げられた事、親告罪から非申告罪となった事、等が主な改正点である。しかしながら、強制性交等罪では暴行や脅迫が要件となっており、性被害を受ける際の「恐怖で身体が動かなくなる」「相手との関係性で拒否できなくなる」などの問題があり、見直しが求められていた。

　このような経緯を経て、「強制性交等罪」と「準強制性交等罪」が統合され、2023年新たに「不同意性交等罪」が新設され、改正刑法により、性犯罪に関する規定が見直された。改正刑法では条文に8つの要件（要点を以下に記述）を示し、性交同意年齢も13から16歳に引き上げられた。

　　①暴行や脅迫をする　②精神的身体的な障害を生じさせる（心身障害がある）　③アルコールや薬物を摂取させる　④眠っていたり意識がはっきりしてない　⑤拒絶をする暇を与えない（急な襲撃）　⑥恐怖・驚愕させる　⑦長年にわたる性的虐待で拒絶の意思を持てなくなっている　⑧経済的・社会的関係の上位の者が加害者となり断ることができない

　なお、性交等とは「性交、肛門性交、口腔性交、又は膣若しくは肛門に身体の一部（陰茎を除く）若しくは物を挿入する行為」を言う。

　18歳未満のものに対してそのものを監護するもの（監護者）であることによる影響力があることに乗じて性交等をした場合には、「監護者等性交等罪」（第179条第2項）にあたり、性交等の定義と法定刑は不同意性交等罪と同じである。

当の信頼関係がないと難しい。1・2度話して問題が解決するということはなく、長い時間をかけて自分の気持ちと向かい合い、自分を表出し、信頼できる支援者とゆっくり進んでいくことになる。時にはグループでのセッションも行われることがある。このようなプロセスを経て自分の性被害を認識し、自分自身がその被害を克服した人たちはサバイバーと呼ばれることもある。

　性被害はなかったことにして忘れることができない被害でもある。自分の性被害と向き合うことは並大抵の苦痛ではない。しかしながら、正面から向かい合うことが克服と癒しにつながる唯一の手立てである。最近は性被害のサポートや治療を行う専門機関や施設も増えてきており、当事者のサポートや専門家の支援を得ながら性被害を乗り越える行動の必要性を被害者と社会に伝えていく必要がある。

6. 強姦：レイプ（rape）

事例6 もしあなたの知人が強姦の被害を受けてしまったら。

S子さん（24歳会社員）はD子さん（24歳会社員）と一緒にDVDを見る約束をしていましたが、時間になっても現れず、電話やメールの返事もないので事故にでもあったのかと思い、アパートの周辺でD子さんを捜したところ、近くの駐車場でうずくまっている女性を見かけました。近寄ってみるとD子さんでした。D子さんは服装が乱れ、ショックで声が出ない状況でした。S子さんだとわかると涙を流して怖かったと話しました。震えて動けなさそうでしたが、とりあえず自分のアパートまで連れて行きました。大学生っぽい男性二人に駐車場の車の陰に連れていかれ、カッターをちらつかせて騒ぐなと脅され、口をふさがれて強姦されたとのことでした。大きなけがはなかったものの、強引に性交されたので、性器からやや多い出血がありました。D子さんは「誰にも言わないで」「怖くて声が出ないし、身体が動かなかった」「人通りもあったから助けを求めればよかったのに自分はできなかった」とひどく自分を責めていました。

気持ちが悪いのでシャワーを貸してほしいとの事だったので浴室に案内し、着替えを貸してあげました。D子さんは今日来ていた服は全部捨ててほしいとS子さんに頼まれたのでそのまま捨てました。

課題1 S子さんは被害にあったD子さんを労り、親切に対応していますが、この対応について考えてみましょう。良い対応？ or 適切でない対応？

課題2 D子さんの言動や状態はどのように判断したら良いでしょうか。D子さんにはどのような対応や支援が必要でしょうか。

事例6解説

　まずS子さんの対応についてみていきましょう。S子さんは時間になっても来ないD子さんを心配し、電話やメールで確認したりアパートの周辺でD子さんを探すなど、友だちに対して誠実な行動をとっています。探してくれたおかげで被害を受けたD子さんを早く保護することができています。

　ポイントとなる対応は、シャワーを貸してあげたこと、D子さんの衣服を言われるままに捨ててしまったことです。強姦被害を受けた後は、一刻も早く加害者の痕跡を消したいと思うのが被害者の心情です。このような気持ちはD子さんにとっては当たり前の感情です。ですが、加害者を特定して検挙するためには物的証拠が必要になります。その物的証拠がシャワーや下着や衣類を捨てることによって証明できなくなるという点が重要な点です。

　被害を受けたD子さんがそのような事を冷静に考えることはほとんど不可能です。このような状況では、適切な対応が取れるようにS子さんがサポートすることが必要です。D子さんの「誰にも知られたくない」という気持ちは十分にわかりますが、それでも第3者としては強姦の証拠を確保しておくということが原則です。告訴するかどうかは後からゆっくり考えればいいことなので、なるべく早くレイプキットでの証拠採取や被害の状況を婦人科で診察してもらうことが必要です。気がすすまない被害者が多いが、気持ちが混乱している場合もあるので、丁寧に説明をして病院機関での検査や診察の同意が得られるようにすることが大切です。

　D子さんの「誰にも言わないでほしい」「シャワーを浴びて服を捨てたい」は当然の感情である。それはダメと非難するのではなく、妊娠や性感染症、けがの程度を見てもらうことの必要性を伝え、前述したように告訴はしなくてもいいが、証拠は今しか採取・確認できないことをしっかり伝えることです。

　そして受診にも付き添うことができるとなおいいです。病院機関は警察に問い合わせると、対応に慣れた機関を紹介してくれるので相談してみましょう。

　D子さんは自分を責めていますが、これも被害者に特有の感情です。被害者は悪くありません。全面的に加害者が悪いのです。D子さんに非はなく、誰でもそのような状況になったら声も出ず動けなくなるのが普通であることを伝えていきましょう。強姦を受けた後の精神的な後遺症から回復していくためには時間がかかります。専門機関や関連機関の利用も大切です。D子さん自らの情報収集は難しいかもしれませんので友人としてそのような情報を伝えてあげることも必要です。

7. 隠れている男性の性被害

　性被害者は女性が多いという認識が一般的である。被害者の性別を見た場合には女性（女児）の方が多く、この一般論は正しいと言える。しかしながら、「男性（男児）の被害者はいない」という認識は間違いである。女性の割合よりも少ないが、男性の被害も存在するということを理解することが必要である。

　何故男性の被害が隠れているのだろうか。それは、ジェンダーやセクシュアリティ、男性性、男性同性愛などの側面から男性が被害にあったことを表出しにくいという背景が大きく影響していると思われる。男性の性被害は、「男性が性被害を受けるはずがない」「男性が男性を襲うのはお互いがゲイ（同性愛）だからだ」「性被害を受ける男性は弱い、抵抗できないわけがない」「男性に襲われた男性はその後ゲイになる」「女性が男性を襲えるわけがない」などの間違った認識が普及しているからである。これらの認識はすべて間違いである。男性は女性に比して被害を受ける割合は格段に少ないが、現実には男性（子ども時代の被害が多い）も性被害を受けているのである。さらに、男性が性被害を訴え出ることは、前述した間違った認識による偏見と差別にさらされることになる。それゆえ、男性の性被害はますます表出されにくいという結果になる。性被害は誰にとっても非常に深刻なトラウマを抱えやすいが、その被害を表出できなければ、被害を癒し回復するチャンスも得られないということになる。性被害において男性の苦しみは非常に大きいと言わざるを得ない。社会が男性の性被害を正しく認識し、専門家はその予防・早期発見・対処法について知識を持たなければならない。

8. DV・デートDV

1）DV（domestic violence）

　DV＊とは、親密な関係にあるカップルの一方がもう一方のパートナーに対して様々な暴力や支配的関係を繰り返すことをいい、日本の場合は配偶者（婚約中、事実婚、別居中、離婚後も含む）を意味している。DVの種別は「身体的暴力」「心理的暴力」「経済的圧迫」「性的暴力」「社会的隔離」「強要・脅迫・威嚇」他数種類あるが、根底には支配―服従関係がある。

　これまでは多くは男性が支配者（加害者）となり女性が服従者（被害者）となることが多かったが、ここに来て、男性の被害者も増えてきている。もちろん、全体的に見れば依然として女性の被害者が多く、暴力の程度も男性より大きいが、男性のDV被害は女性よりも表出しにくいという背景もあり、今後は男性の被害についても意識を高める必要がある。2001年にいわゆるDV防止

法（配偶者からの暴力の防止及び被害者の保護に関する法律）が制定されている。DV 相談件数は年々増加しており、2024 年度には既婚女性の 27.5％、男性の 22.0％が配偶者から暴力を受けているという結果が出ている。そのうち女性の 13.2％、男性の 7.2％は何度も暴力を受けているという結果であった☆7。

性的な DV は、暴力や脅迫で一方的に性行為を強要する、相手の嫌がる性行為など（オーラルセックス、精液を飲ませる、顔面に射精する、屋外での性行為、家の中では裸で生活させる）を強要する、避妊に全く協力しない、中絶を強要する、次々と妊娠させて出産せざるを得ない状況にするなどがある。夫婦や恋人同士であっても、同意のない性行為はレイプや強制わいせつである。次々と妊娠させて子どもを産ませ、子どもを人質として離婚や逃亡ができないようにしているケースもある。

* DV（domestic violence）：家庭内暴力という意味であり配偶者に限らず子どもから家族への暴力も意味することがある。日本では配偶者間の暴力を指している。日本以外の英語圏では IPV（intimate partner violence）という用語・表現が用いられることが多い。

2）デート DV

デート DV は婚姻関係にない若い世代の交際関係の中で起こる暴力のことである。暴力の種類は通常の DV と同様であり、若い世代の中・高校生、大学生のカップルにも多くみられている。DV は結婚している人たち、大人のカップ

表8　デート DV チェックリスト

「あなたは以下の項目に当てはまるものはいくつある？」		
○彼や彼女の行動を縛り他の友人との付き合いを制限する	YES	NO
○彼や彼女の異性の友人との付き合いを制限する	YES	NO
○彼や彼女に性行為を強要する、ポルノや AV を無理やり見せる	YES	NO
○彼や彼女にたいして避妊に協力しない	YES	NO
○彼や彼女にデート代をいつも一方に払わせる	YES	NO
○彼や彼女に借りたお金を返さない	YES	NO
○彼や彼女に気に入らないことがあると暴力を振るう、暴言を吐く	YES	NO
○自分に決定権があり、彼や彼女は自分に従って当然である	YES	NO
○彼や彼女に一日の行動をしつこく確認される	YES	NO
○彼や彼女の携帯電話などの通信記録を盗み見る	YES	NO
○彼や彼女の家族や職場に行動確認をするために頻回に連絡し迷惑をかける	YES	NO
○彼や彼女の欠点や容姿を必要以上に貶めバカにする	YES	NO
○彼や彼女の趣味や行動を制限し、指図・監視する	YES	NO

皆さんは YES は何個ありましたか？ NO は何個ありましたか？
上記チェックリストの項目はすべて YES であれば DV 行為に当たります。
自分は DV 被害を受けていますか。自分は DV 加害をしていますか。
YES の数が多い場合は恋愛関係を見直してみましょう。

ルにだけ存在するものと考えられていた時期があるが、近年は学校教育の中でも積極的にデートDV防止対策が普及され始めている。若い世代は知識や経験の少なさから、一途な恋愛関係に陥りやすく、デートDVが起こりやすい特徴も背景にある。恋愛関係は、他の人間関係と同様にパートナーとは対等の関係性が必要なこと、性的な権利を尊重した交際が必要なこと、暴力・強要、支配服従関係は望ましくないことなど、将来のDV関係の回避や予防を若い世代から学習することは非常に重要である。

9. セクシュアル・ハラスメント

　セクシュアル・ハラスメントとは「相手の意に反する性的な言動に対する相手の対応により、就学・研究・就業上の不利益を与え（対価型）、またはその性的な言動により相手の就学・研究・職業環境を悪化させること（環境型）」をいう。

　日本語では「性的嫌がらせ」と呼ばれ、相手を不快にさせる言動はセクシュアル・ハラスメントとなる。男女雇用機会均等法第11条では労働者のセクシュアル・ハラスメントを対象としているが、大学・学校などでは生徒や学生がセクシュアル・ハラスメントを受けることも多い。多くは女性が男性から被害を受けるが、女性から男性、同性同士からも被害をうけることがある。

　対価型とは職場であれば「性的な言動を受け入れることにより雇用条件が良くなり、受け入れなければ雇用条件が悪くなるまたは解雇につながる」などのタイプである。デートや食事、性的関係を強要させることが多い。大学・学校などでは教員と学生間で起こることが多い。教員は単位の認定・成績評価・学生の調書作成などの権限を持っており、デートや食事、性的関係と引き換えにこれらを優遇するパターンが多い。このように性的な言動を受け入れるか受け入れないかによって雇用条件や成績評価につながるものを対価型セクシュアル・ハラスメントという。

　もう一方の環境型とは、性的経験や恋人の有無を質問、結婚しろ・子どもはまだかなどの質問、性的関心から服装や身体的特徴を話題にする、恋愛関係や異性関係の噂話をする、授業中に性的な話題を多く取り上げる、公共の場や複数の人が利用するところに水着やヌード写真を貼る、名前でなく「おばさん」「女の子」などと呼ぶ、性的な関心を持って身体の一部を凝視するなどが該当する。男性同士では、風俗店に無理やり誘う、性的な宴会芸を強要するなどが環境型セクシュアル・ハラスメントにあたる。

　このようなハラスメントを受けた場合には、勇気を出して速やかに職場や大学などのハラスメント委員会または人権委員会などに相談することが望ましい。

相談する際には日時や言動、メール内容などをできるだけ詳細に記録・保存しておくと客観性のある判断となりやすい。

これまでの日本社会では何気なく個人のセクシュアリティに関する話題（環境型）が社会全体で容認されてきたが、これからは相手にとって不快であるという認識を高め、セクシュアル・ハラスメントを防止していかなければならない。

10. ストーカー被害

ストーカー行為とは、ストーカー行為等の規制等に関する法律（以下ストーカー規制法）第2条（2000）では「特定の者に対する恋愛感情その他の好意の感情またはそれが満たされなかったことに対する怨恨の感情を充足する」目的でつきまとい行為を反復して行うこととしている。加害者は被害者の知人であることもあるが、全く知らない人物の時もある。全く知らない加害者は被害者の気持ちなどを全く無視した一方的な思い込みから加害行為に及ぶことがある。

被害は恋愛感情を持たれた当該者とその配偶者・親族・親しい周囲の者にも及ぶことがあり、その場合は当該者だけでなく保護の対象となる。

警視庁の統計によれば、2021年度のストーカー事案の相談者は19,728件であった。相談者と行為者(加害者)の関係は元交際相手が37.2％と最も多く、次いで知人関係13.9％、職場関係13.4％となっている。被害者の性別は女性87.4％、加害者の85.9％が男性となっている。一般的につきまとい行為は次第にエスカレートしていき、殺人事件に発展することもある。このストーカー規制法は、「桶川ストーカー殺人事件」＊を契機に議員立法されたものである。具体的なストーカー行為は**表9**に示した。

＊桶川ストーカー殺人事件：1999年に埼玉県桶川市のJR桶川駅前で、女子大生（21歳）が元交際相手（27歳）とその兄（32歳）が雇った男（34歳）によって殺害された事件である。この事件は被害者とその家族が幾度となく、元交際相手から受けたDVやストーカー行為を所轄の埼玉県警上尾警察署に相談し告訴状を提出していたが、警察（埼玉県警察）がまともに取り合わず、怠慢な捜査をしていたことが発覚した事件でもある。上尾警察署は捜査をせずに被害者と家族に告訴の取り下げを要求し、告訴状を改ざんしていたことまで内部調査で明らかになった。事件後は、被害者である女子大生の素行が悪いかのような記者会見まで行っていた。最後に埼玉県警が不正捜査を認めて謝罪することとなったが、遺族が埼玉県警を相手に国家賠償請求訴訟を起こすことになった事件である。

表9　ストーカー規制法による付きまとい行為

> 1．つきまとい、待ち伏せし、進路に立ちふさがり、住居、勤務先、学校その他その通常所在する場所（以下「住居等」という。）の付近において見張りをし、または住居等に押し掛けること。
> 2．その行動を監視していると思わせるような事項を告げ、またはその知り得る状態に置くこと。
> 3．面会、交際その他の義務のないことを行うことを要求すること。
> 4．著しく粗野または乱暴な言動をすること。
> 5．電話をかけて何も告げず、または拒まれたにもかかわらず、連続して、電話をかけ、ファクシミリ装置を用いて送信し、若しくは電子メールを送信すること。
> 6．汚物、動物の死体その他の著しく不快または嫌悪の情を催させるような物を送付し、またはその知り得る状態に置くこと。
> 7．その名誉を害する事項を告げ、またはその知り得る状態に置くこと。
> 8．その性的羞恥心を害する事項を告げ若しくはその知り得る状態に置き、またはその性的羞恥心を害する文書、図画その他の物を送付し若しくはその知り得る状態に置くこと。

ストーカー行為等の規制等に関する法律第2条第1項（2013改正）より作成

11. ネット、SNSによる性的画像の公表被害（リベンジポルノ）

　近年インターネットやスマートフォンの普及により、簡単に写真撮影が可能になってきた。性的な写真を撮影するカップルも多くなってきており、性器そのものを写すこともある。このような非常にプライベートで性的な写真を、カップルが別れた後に、復讐の目的でその写真をネットやSNSに載せて拡散してしまう犯罪が多発しており、リベンジポルノと呼ばれている。性的画像を脅迫や性的行為強要に使うケースもある。一方、ハッキングなどにより画像が漏えいしてしまう意図的でない場合もある。リベンジポルノについては、2014年に私事性的画像記録の提供などによる被害の防止に関する法律が制定されている。2023年度の相談件数は1,728件となっており年々増加している。

　また、メディア・リテラシー能力の不足により、ネットやSNSに安易に画像を載せるケースもあり、ネットやSNSに写真を載せること自体が世界中に写真を公開してしまうことであるとの認識がないこともあり、注意が必要である。

　被害にあわないためには、裸や性的画像を撮影しないということに尽きる。

恋愛関係にある時には、「君の裸の写真がみたい」との要求を受け、後のことを考えずに写真をとり、言われるままにメールで送ってしまいがちだが、その性的な写真を相手がどう使うかまでは規制・管理できない。そのような要求を受けてもきっぱり断ることが必要である。そのことが原因で関係性が壊れるのであれば、むしろその方が良いということを日ごろから理解しておくことが予防につながる。いったんネットに出回った写真は半永久的に存在し続けるという認識が必要である。

性的な画像を「～しなければこの写真をばらまくぞ」などの脅迫を受けたら、まずは警察に相談することである。ネットに公開されてしまっても出来る限り早くプロバイダや業者に削除依頼をすることが必要である。このような被害はかつて恋愛関係にあったカップル間に普通に起こることである。恋愛関係が破たんした後には憎しみが増す、仕返しをしたいという感情がわきやすいことを理解しておく必要がある。

12. 医療・介護・福祉の現場で起こる性被害

医療・介護の現場では身体的ケアや排泄介助などで患者や利用者が身体・性器を露出する状況が多く、医療者や介護者の配慮や知識のなさから性被害を受けることが多い。医療の中では、産婦人科領域での被害が比較的多い。産婦人科では内診・分娩・中絶の際の傷つき体験が最も多い。いずれも女性は截石位という仰向けになって両脚を開き性器を露出する姿勢で診察や治療を受けるが、この姿勢は女性にとって最も羞恥心が強くかつ屈辱的である。性器が露出しないように常に布で覆うといった配慮が不可欠である。しかしながら現実には、長時間露出したままで放置される、性器や身体についての個人的な特徴を批評される、断りもなく多数の医学生や看護学生に見学されたなどの事例が多い。他の科でも、診察や治療で性器を露出する機会があり、男女ともに医療者の不注意な言動で被害を受けやすい。しかしながら、患者医療者関係では常に医療者の立場の方が上位になりやすく、患者は我慢する傾向が強い。医療の現場では日常の診療に慣れ過ぎてしまい、患者の羞恥心やそのことが性的被害であることの認識が薄れてしまいがちである。さらに、男性看護師が女性の患者にケアする際には、一般的に女性の抵抗感が強く、患者の同意を得る事、細心の注意を払うことなどに留意する必要がある。

同じようなことは、介護の現場、福祉施設でも起こっている。老人施設では認知症の利用者も多くなるが、老人は性的な存在と認識されにくく、排泄や入浴介助の際に羞恥心に配慮がなされないことがある。介護士は男女ともに従事しているが、女性利用者のケアを男性介護士が行う時もあるが非常に苦痛に思

う利用者もいる。認知症や意識のない利用者は羞恥心がないなどとみなし、性器を露出したままでのケアや男女を一緒に入浴介助するなど人間の尊厳を踏みにじることが日常的に行われたりする。知的障害者施設でも同様の被害を受ける事が多い。

13. 援助者（学生）が受ける性被害

　看護職、介護・福祉職、保育職、教職いずれも自分自身が性被害者になることもあるということを理解しておくことが必要である。また、これらの職種につく学生も実習時に性被害を受けることがある。最も多い被害は援助者が身体や性器部分を触られるわいせつ被害である。女性援助者の胸やおしりを触る、腕や肩をつかんで抱き寄せるなどがある。また、言葉の暴力においては「セックスの経験はあるのか」「恋人はいるか」「早く結婚しろ」などのハラスメントが多い。

　男性は女性より被害の機会は少ないが、胸やおしりを患者や利用者から触られる、女性と同様に性に関する話題や質問をされることがある。男性であってもこのようなことは性被害を受けたことになる。

　学生は患者や利用者を尊重するようにとの教育を受けているため、このような質問にとまどい、非常に不愉快な経験をすることになる。

　保育士や幼稚園教諭なども幼児から性器部分を触られるなどの被害を受けることがある。学校教諭は身体を触られることはなくなるが、「セックスの経験はあるのか」などの質問を受けている。援助者であっても、自分の性を守る権利がある。このようなことは相手が子どもだからといって許されるものではないが、子どもは成長過程にあり、その都度相手の性器部分を勝手に触ってはいけないことを教えていく必要がある。また、性的な話題はむやみに質問しないこと、人前で話さないことなども併せて教えて行く必要がある。

　このような性被害は必ずしも異性からだけ受けるわけではない。同性愛やトランスジェンダーの患者や利用者もいるので、相手の性別や年齢にかかわらず、自分の性のプライバシーや権利が守られない時の対処法を理解しておくことが大切である。中には学生時代の実習時や仕事について間もない頃に受けた性被害による傷つき体験により、その仕事に就くこと、仕事を続けることに差支えるケースもある。このような性的被害の知識を持ち、適切な対処ができるような教育が必要である。

コラム 13

看護学生の体験

　筆者は看護大学での教育に携わっていたが、学生から以下のような体験を打ち明けられたことがある。患者の羞恥心に配慮し、不必要な露出を避けてケアをする学生たちが、学内演習で学生自身が羞恥心で傷つくという、あってはならないことが教育の現場で起きているのである。

ケース１　導尿や陰部洗浄の学内演習で、模型を使用しても、異性の学生の前で足を開き演習するのは恥ずかしくてとても苦痛だった。

ケース２　男子学生と体位交換を演習したが、身体に触れられるのが恥ずかしくて身体が震えた。

ケース３　看護技術の実技試験で、試験の学生が上半身清拭の祭、胸部（乳房）をバスタオルで覆うことを忘れてしまい、試験の間、教員も何も言わず、長い時間モデル役の自分が胸部（乳房）を出しっぱなしという事態が起こり、恥ずかしさを我慢せざるを得なかった。実技試験なので、タオルをかけてとは言えなかった。

　看護学生の皆さんはこのような体験を大なり小なりしているのではないだろうか。ケース１とケース２は男子学生とペアを組んだ女子学生の事例であるが、男子学生も同様の経験をしている可能性がある。もう少し学生個人の意見を聞き、自己決定のプロセスを尊重した対応が必要である。羞恥心を感じる状況も学生個人で異なるであろうし、画一的な方法ではその点が配慮されなくなる。やはり、教育の現場では事例２でも解説したが、教員はもっと学生の性的権利について考慮するべきであり、かつ事前の説明と同意を丁寧に行うことが必要である。自分の性的権利を尊重された学生は、おのずと患者の性的権利を尊重する看護師へと成長するはずである。

VI 性の支援の実際

1. セクシュアル・ヘルス増進のための行動と戦略

パン・アメリカン保健機関（PAHO：Pan American Health Organization）と世界性科学会（WAS：World Association for Sexology*）は共同で地域専門家ワーキンググループを開催し、セクシュアル・ヘルスの達成と維持のために保健関係部門の果たす役割を含め、セクシュアル・ヘルスを増進する方法について再検討している。この行動と戦略は2000年5月の専門家ワーキンググループの成果のまとめである。セクシュアリティを支援する職種の人々はこの行動と戦略を認識しておくことが大切である。

　＊世界性科学会は、2005年7月、性の健康世界学会（World Association for Sexual Health）に改称されている。

セクシュアル・ヘルス増進のための行動と戦略は目標5つとそれぞれの目標にいくつかの戦略がある。医療・保健・福祉・教育関係と広い分野で周知され、行動・実践されることにより、性の健康レベルを高めることが可能となる。（**表10**）

2. さまざまな場における性的な問題とその対応・支援

1）看護の場での性的な問題

全人的な看護・ケアのために性の側面のアセスメントは不可欠である。

あらゆる年代の様々な発達段階にある患者をケアする際に、人間には性の側面が必ず存在するという視点が欠かせない。患者の性の問題には、疾患による性機能・性生活への影響や制限がどんなものかということがあげられる。しかしながら患者は医療者に対して最も確認できにくいのがこの性の問題である。そのため、看護師は疾患に性行為がどのように影響するのかなどについて具体的に伝える必要がある。性のニーズの充足は治療や闘病意欲、生活全般に大きく関与することがある（QOLの向上）。

清拭、浣腸、排泄介助、導尿、剃毛、男性患者の勃起現象など、看護や医療行為においては性器やプライベートゾーンを露出する、患者の身体や性器に触れることが多く、看護師は常に患者のプライバシーや性的権利が守られているかに留意する必要がある。

患者の性に配慮した看護の基本
①患者の羞恥心、性的反応への配慮をする。
②看護上必要なケアについて患者への十分な説明と同意を得る。
③異性のケアの際には患者の希望や要求を確認する。
④自身の感情をコントロールし、専門家としての対応を身につける。
⑤性に関する知識の事前学習の必要性。

表10　セクシュアル・ヘルス増進のための行動と戦略　　　　　　　　　　　　　　世界性科学会

目　標	戦　略
1　セクシュアル・ヘルスに対する障壁を排除し、セクシュアル・ヘルスを増進する	①セクシュアル・ヘルスを公衆衛生プログラムに取り入れる ②ジェンダーの平等・公平を増進し、ジェンダー差別を解消する ③責任ある性行動を増進する ④セクシュアリティやマイノリティ・グループに関する恐れ、偏見、差別、憎悪を排除する ⑤性的暴力を排除する
2　包括的なセクシュアリティ教育をすべての人々に提供する	①学校で包括的な性教育を提供する ②様々な教育機関の一般カリキュラムの中にセクシュアリティ教育を適切なものとして取り入れる ③精神や身体に障害を持つ人々に対し、包括的セクシュアリティ教育を提供する ④包括的なセクシュアル・ヘルス教育の便宜を、特別な人々（例えば受刑者、不法移民、施設入居者、ホームレスなど）にも提供する ⑤包括的セクシュアル・ヘルス教育を、その他の人々（例えば在留外国人、少数言語グループ、難民など）にも提供する ⑥包括的セクシュアル・ヘルス教育を伝達し増進する活動にマスメディアを取り込む
3　セクシュアル・ヘルスの関連分野で働く専門職に対して、教育、訓練、支援を提供する	①保健専門家や保健関連職に、セクシュアル・ヘルスの教育・訓練をする ②学校教師にセクシュアル・ヘルスの教育・訓練をする ③セクソロジーを職業・専門分野として推進する
4　包括的なセクシュアル・ヘルス・ケア・サービスを開発しすべての人々に提供する	①既存の公衆衛生のプログラムにセクシュアル・ヘルスの課題を取り入れる ②包括的なセクシュアル・ヘルス・サービスを全住民に取り入れる ③包括的なセクシュアル・ヘルス・サービスを精神や身体に障害のある人たちに提供する ④包括的なセクシュアル・ヘルス・サービスを特別な人々（例えば受刑者、不法移民、施設入居者、ホームレスなど）にも提供する ⑤包括的セクシュアル・ヘルス教育を、その他の人々（例えば在留外国人、少数言語グループ、難民など）にも提供する
5　セクシュアリティとセクシュアル・ヘルスに関する研究と評価を推進、後援し、得られた知識を普及する	①性に関する研究、評価測定を推進する ②セクソロジーを研究分野として推進する ③さまざまな研究分野にわたってセクソロジー研究を推進する（看護学、社会学、文化人類学、心理学、疫学など） ④セクソロジー研究の成果を、政策担当者、教育者、福祉・医療関係者などに普及し、専門家が研究結果に基づいて仕事ができるようにする

松本清一・宮原忍監修『セクシュアル・ヘルス推進行動のための提言増補版』JASE 日本性教育協会　2015をもとに作成

男性患者の勃起現象への対応

　医療の場で、男性患者は女性看護師にケアされるときに生理反応としての勃起現象がみられることが多々ある。10～30代の比較的若い男性患者に見られるが、患者は自分のこのような生理現象に恥ずかしさと気まずさを覚える。男性の勃起現象は必ずしも性的興奮のみで起こるわけではなく、触れられることで生理的に反応することがある。排泄介助、陰部洗浄、導尿、下腹部の剃毛などのケアで起こりやすい。

　一方、女性看護師（看護学生）はあらかじめ男性患者の勃起現象の知識を持っていないと、看護師自身も非常に驚き動揺してしまうということになる。心の準備も科学的知識もなければ、看護師自身の傷つき体験ともなりうる出来事である。特に看護学生の実習時にこのような出来事に遭遇すると、進路の変更も視野に入れて悩むこともある。これまでの看護教育では性に関する体系的な科目がないことも多く、何の知識もないままこのような状況に遭遇することが多かったといえる。

女性患者ケアの留意点

① 内診・性器ケアの際にはクリトリスに触れないように留意する。
② 医師が男性であれば、女性の看護師が必ず同席する。
③ 性的反応を伴うと、患者は男性患者より羞恥心と自責感が大きい傾向がある。
④ 不可抗力の反応であることの説明。

患者や入所者との恋愛

　時に患者や入所者は看護職に性愛の感情を持つことがある。これは看護ケアへの信頼感情と恋愛感情が一体になりやすい転移＊とよばれる現象であることも考えられる。患者と看護師の恋愛がすべて転移という現象とは限らないが、看護や援助関係からの錯覚なのか、個人としてのプライベートな関係なのかを明確にしておくことが必要である。

> ＊**転移と逆転移**：もともとは心理学・カウンセリングで使われる用語である。「転移」とは患者やクライアントが自分をケアしてくれる人に対して、親切さや理解してくれることを好きになり恋愛感情と感じてしまうことである。本来は別の人に向ける感情を医療者やカウンセラーに向けること。一方の「逆転移」は医療者やカウンセラーが自分を頼りにしてくれる患者やクライエントが好きになること。臨床現場では起こりやすい現象であるが、個人的な感情を持つことで双方にマイナスが生じやすい。このような感情が起こりうることを理解したうえで適切な対応をとることが必要である。

2）保育所・幼稚園におけるセクシュアリティ支援の課題とニーズ

　幼児期の子どもたちを保育・教育の場では一見性的な課題や問題は無いと考えられがちだが、性的発達支援の観点からは基礎的な支援や教育が必要な時期

である。しかしながら、保育所保育指針や幼稚園教育要領等には性的発達支援に関しての明確な記述は非常に少なく、幼稚園教諭には性教育に否定的な傾向もみられる。

幼児期の子どもたちは保育者や幼稚園教諭の価値観・影響を強く受けることになり、身近な大人からセクシュアリティに関しての否定的または不適切な対応をされることが最も大きな問題である。具体的な例をあげると、男女の個性や性役割を固定するような関わり、たとえば「男の子は泣かない」「女の子は優しくしなさい」といった対応、排泄やプールの着替え等を男女一緒に行う、お泊り合宿等で男女の混浴をさせるなどがある。子どもたちに科学的で健康なセクシュアリティ支援をするため研修・スキルアップが今後の幼稚園教諭の課題と考えられる。

一方、保育士や教諭が幼児から性器や体を触られるといった被害も起こっており、特に実習学生が被害を受けていることが多い。幼児であっても友達や大人に性的な言動をしてはいけないことを教育していく必要がある。また、これまでは女性の保育者・幼稚園教諭が多かったが、近年は男性の保育士・幼稚園教諭が増えてきており、女児の排泄介助・着替えなどにおいて、男性がケアすることに拒否感のある保護者も増えて来ている。これまで日本の性教育は思春期を中心に展開されていたが、今後は幼児期から適切な支援を展開する必要性に迫られている。

男性保育士・幼稚園教諭の排泄・着替え介助の問題

2014年頃より男性保育士による女児の排泄介助、着替え介助をしてほしくないという意見が目立ち始めた。その背景には無資格の男性ベビーシッターが預かった2歳男児を虐待し、裸の写真を撮るなどの猥褻行為を行い死亡させた事件*がある。また、2017年には千葉市の市長が保護者からの「女児の排泄・着替え介助を男性保育士にさせないで」という意見に対し、「市長として男性保育士の仕事を制限するつもりはない。女性保育士に男児の世話を任せるのと同じ事」との意見をネット上で発信し論争が起きている。

保護者の主な意見は、①子どもたちが男性保育士から性的被害を受けるのではないかという不安がある、②子どもの性器を見たり触ったりすることに抵抗感がある、③性犯罪者は圧倒的に男性に多いため、女性保育士と同じに語ることは出来ない、等が挙げられる。これに対して、男性保育士や保育専門家からは、保育士という仕事の専門性が理解されていないことが最も大きな要因であると指摘されている。また、小児性愛者や性犯罪者は全体から見ればごく少数であるため、男性全体に当てはめてみることは出来ないとしている。

筆者は保育学生（大学2年生）に母親の意見と保育専門家の意見を示して

感想を聞いてみたところ、「母親の意見に同意する部分がある。自分の子どもはやはり男性保育士に介助してもらいたくない」「一緒に勉強している男子学生がそのような言われ方をして残念だと思う」「保育士の性別で差別してほしくない」という意見に大別された。

なかなかスッキリと対応の方向性を示すことは難しいと思うが、「子どもの性的権利が守られているか」「子どもが性被害を受けない・男性保育士も加害を疑われない」「保護者の不安を取り除く」という側面から検討することが必要であろう。

まず、専門性であるが、保育のカリキュラムには人間の性に関する科目は組み込まれておらず、必ずしも性に関する専門性はあるとは言えない状況である。対人援助職としての基本的な性の知識と援助方法の学習が必要と考えられる。保育の場での実際の対応策としては、医療や看護の現場で行われている異性へのケアにおける留意点（p 94）を参考に考えてみたい。

1) 保護者への説明と同意を得る；まずは保護者の不安や気がかりを丁寧に保育者側が傾聴することが必要である。その上で2)に示したような内容を丁寧に説明し、同意を得ていくことが大切である。

2) 男性保育士が女児の排泄や着替えを介助するときには、女性保育士も立ち会う。

男性保育士が1人で関わることを避け、女性保育士も関わるように留意する。

以上1つの案を提示したが、保護者の理解と不安の軽減、男性保育士への差別をなくするためには、女性保育士も含めた保育士全体で対応を模索していくことが必要である。

*埼玉県富士見市無資格ベビーシッター事件：2014年に起こった事件。無資格の男性ベビーシッターが子どもを虐待して死亡させた事件である。2歳と9カ月の男児を預かったが、9カ月の男児は低体温症で保護され、2歳男児は体に複数のあざを認め窒息死していた。その後、この無資格ベビーシッターは預かった子どもたちの裸の写真をデジタルカメラで多数保存していることが発覚し、保護責任者遺棄致傷罪、児童ポルノ違反容疑で逮捕され、2016年には殺人罪、わいせつ目的誘拐罪等で懲役26年が言い渡されている。無資格であってもベビーシッターと自称して子どもを預かっていたこと、虐待していたこと、男児・女児に限らず児童ポルノ違反、子どもへのわいせつ行為を行っていたことから、男性がベビーシッター・保育をすることに不安や否定感が高まった事件となっている。

3) 学校教育における性的問題
性的なイジメ（性犯罪）

子どもによる大人顔負けの性犯罪が学校内でも発生している。イジメと表現されているが、れっきとした性犯罪である。スカートめくり、ズボンや下着を下げて性器やおしりを露出させる、服を脱がせる、性器を触る・触らせる、マ

スターベーションを強要する、裸や性器の写真を撮る、その写真を利用して恐喝する、ネットやSNSを使った性的嫌がらせ等、実に多様な性犯罪が行われている。これは、小学生・中学生・高校生と年齢が上がるにつれて巧妙で悪質になる傾向がある。イジメというレベルではなく、性犯罪の加害者であり、学校側は性犯罪であるという認識のもと徹底した予防策と対応が必要である。

　また、教師による盗撮、児童や生徒への性的加害、セクシャル・ハラスメントも起こっており、教師の倫理観・職業人としての資質を問われる問題も少なくない。また、教師が児童や生徒から性的質問や性的被害を受けることもあり、今後はこのような事態に対しての対応を学校内で検討しておく必要性に迫られている。

事例7 勃起現象の経験がある男性患者の看護（看護学生用事例）

> 大腿部を骨折した高校1年男子のHさんは、整形外科病棟に入院しています。今は安静が必要で排泄時は介助が必要です。看護師さんたちはとても親切で優しいのですが、Hさんは若い女性看護師さんが担当の時には排泄を我慢している様子が見受けられ、常に担当の看護師は誰かと確認しています。Hさんは、以前若い女性看護師が膀胱留置カテーテル挿入の時にペニスが勃起してしまう現象が起こり、とても気まずい経験をしたことがあります。

課題1 この患者の年代の一般的なセクシュアリティの特徴を述べなさい。
課題2 Hさんにはどのような看護が必要ですか。

事例7解説

　高校1年の男子Hさんは思春期の後半に入ってきており、性器を他者に見られるということは、この年ごろの男子にとっては非常に羞恥心が大きく苦痛なことと考えられます。また、少しの刺激で勃起現象が起こりやすく、自分の意思ではうまくコントロールできないことに失敗感を持ちやすい時期です。このような勃起反応は健康な男子であれば当たり前のことですが、性的なことを他者に知られるのはとても苦痛感が強く、看護としてはHさんの負担や羞恥心をなるべく軽減する工夫をする必要があります。

　若い看護師さんだととても恥ずかしく、勃起するのではないかと不安感を募らせているようですね。排泄を我慢すると膀胱炎などの合併症も心配です。Hさんの心配や希望を十分に聞き、年配の看護師による排泄介助がいいのか男性の看護師がいいのかHさんと一緒に対応を考えてみることが必要です。もちろん、病棟の職員の状況によってはHさんの希望に添えないかもしれません。その時にもHさんと一緒に最善策を考えることが大事です。希望通りに行かなくても、そのことを患者に丁寧に説明することによって患者も納得してくれることが多く、Hさんに最大限配慮し、Hさんのセクシュアリティを尊重しているという看護師の姿勢が大切です。

　処置やケアの際の勃起現象への具体的な対処としては、①処置前に排尿を済ませる（膀胱充満により勃起神経が刺激されやすくなる）、②一般的な会話で気をそらす、③看護師がためらうような恐る恐る手技をしない（患者はますます意識してしまう）、等があります。勃起現象が起こってしまったら、いったん処置やケアを中止し、時間を空けて再開すると良いでしょう。

事例8　幼稚園のお泊り合宿での入浴写真（幼稚園での事例）

　K幼稚園では年長の園児たちのお泊り合宿の際に、男女で入浴し、その時に写真を撮り、後日保護者の希望をとって写真を販売しています。写真を撮影するのは同行する男性カメラマンであり、先生方は子どもたちの性器が写らないように配慮をしています。写真の販売は幼稚園の玄関に番号を付けて張り出してあります。

　写真を見た母親の一人が、「えーっ！　こんな写真を撮っていたんですか？　うちの娘のおしりが写っています。こんな写真を張らないでほしいです！」と抗議してきました。

課題1　年長児が男女一緒に入浴し、入浴写真を撮り、玄関に張り出したところ、母親から抗議がありました。幼稚園のこのような行いについてどう考えたらよいでしょうか。

事例8解説

　5〜6歳児の男女が一緒に入浴するのはあまり適切とはいえませんね。さらに、大人のカメラマンが写真を撮るということ、性器は隠れるようにしても裸の写真を玄関に張っておくということは児童ポルノ禁止法に触れる行為です。

　子どものとはいえ自分の裸の写真を誰かが持っていれば、卒園後にそのことで不快な思いをする可能性があります。また、小児性愛者に悪用されないとも限りません。これまで幼稚園や保育園のお泊り合宿ではこのような事が長年行われてきており、何の疑問も持たれずに続いてきたのかもしれません。

　ですが、これからは子どもたちの性的権利を守るとはどういうことかということを幼稚園側も理解していかなければなりません。母親の抗議はもっともなことです。

コラム14

性犯罪者が子供に近づくグルーミング行為

　子供への性的行為（性犯罪）を目的に、加害者が子供を手なづけることをグルーミングと呼ぶ。子供と親しくなり、信頼感や感情的繋がりを築いて子どもをコントロールし、性交やわいせつ行為を目的に用意周到に子どもを手なづける。グルーミングは子供が性被害を受けている時に抵抗や拒否できないようにし、保護者や大人にも秘密を守るという約束を守らせ、その場から逃げないようにすることが目的である。グルーミングという用語はアメリカで生まれ、家族以外が行う児童性的虐待の捜査等で使われ出した。加害者はグルーミングで子どもを手なづけるだけでなく、時には家族とも親しく交流して信頼させるなど用意周到に行われることが多い。そのため、子供に暴力を使う事はほとんどなく、性犯罪の被害を受けたと気づくことも遅れる傾向がある。

　グルーミングを受けている子どもたちは性被害をうけていると自覚できにくく、加害者は狙いを定めた子どもおよびその家族と関係を築くために、意図的かつ計画的に「グルーミング」を進めていく。相手の心を巧みに操り、本人と家族の懐に入りこむことで、自らの目的を秘密裏に果たそうとする。

　子供たちは犯罪から身を護るために保護者や大人から見知らぬ人とは話をしないように教えられるが、実際の子供たちの性被害は顔見知りが犯人であることが多い。つまり、加害者となる大人は子どもの身近な人である可能性が非常に高い。例えば、教師、塾や習い事の先生、ガールスカウトやボーイスカウト等のリーダー、子供関連の施設の職員、親戚、親の恋人等があげられる。また、公園等で犬や猫等のペットを介して会話するようになるケースもある。さらに子どもの年齢が上がるとSNSを通して知り合った大人とのオンライングルーミングのリスクも生じてくる☆9☆10。

　グルーミングを防止するためには、性犯罪に結びつくグルーミングについて知っておくことが重要であり、保護者は幼児期から男児女児ともに性被害を受ける可能性がある事、子供の知り合いや密接に関わっている大人が加害者になりやすい事、等を理解しておく事が大切である。また、子供には幼児期からのプライベートゾーン教育等（p 111〜）を行う、子供と大人が二人きりになる状況を作らない、大人と子供が2人になる時には部屋のドアは閉めないようにする、3人以上で活動する等も予防策として大切である。

事例9　先生への性的な質問（小学校での事例）

小学校4年生の男子生徒が教育実習に来ている女子学生G子さんに、「先生さー。セックスって何？　先生は経験あるのー」と聞いてきました。G子さんはドギマギしてしまい、顔を赤らめて返事に困っています。戸惑っているG子さんをからかうように「彼氏いるの。いつから付き合っているの」とさらに聞いてきました。

課題1　皆さんだったらこの生徒にどのように対応しますか。

事例9解説

　生徒に聞かれたらなんでも必ず答える必要はありません。特に性的なことは先生にとっても究極のプライバシーです。こういう時は「それは先生のとっても大事な秘密だから教えませんよ。内緒です。それより、こんな質問をしてくるのはいけないことですよ。誰にとっても性的なことはとっても大事な秘密だから、そんなことを平気で聞くのは良くないことです。それとセックスやプライベートゾーンのことをみんなの前で話したり聞いたりするのはマナー違反です。そういうことはやめましょう」と教えていく必要があります。

3. 性教育・性の発達支援（包括的セクシュアリティ教育）

1) 我が国の性教育の変遷

　近年、性教育は単なる月経教育や避妊教育ではないという認識が浸透してきている。従来、我が国の性教育は結婚するまでは性交渉を禁止する純潔教育が中心であった。学校教育での最初の性教育は、初経を迎えるころに男女別々に指導されることが多く、教育体系の中でも明確な位置づけはされていなかった。長年、青少年の性行動を禁止・抑制することで管理してきたが、現在は正しい情報を伝え、自分で考え、自己決定する能力を育てる包括的な性教育の方向に転換されてきている。1992年（平成4）の学習指導要領の改訂に伴い、初等教育で初めて性教育が組み込まれた。現在では小学校1年生から生まれることや命を題材とした性教育が行われている。

　1990年代から若い世代の性の問題として、性行動の低年齢化、10代妊娠、性感染症の増加、売春などの問題がクローズアップされてきた。様々な防止策、性教育の普及に伴い2000年代半ばからはこれらの問題は減少傾向にある。しかしながら、依然として多くの問題を抱えている現実があり、加えてネットやSNSの普及に伴う新たな性問題が発生しており、正しい性知識の普及と適切な性行動の選択を可能にする性教育の充実はますます求められていると言えよう。

2) 性教育の理念

　性：セクシュアリティの定義が明確になり、概念が拡大したことから幼少時からの広い意味の性教育が必要になった。性的関心が高まる思春期の性教育は男女差や性機能の発現を体験し、その変化をどのように受け止め、恋愛や性への関心をどのようにコントロールしていくかを科学的に学習することが必要である。幼少時からの性教育では、①自分の心と身体に愛着を持ち大切にする。②性および身体についての科学的な知識をもつ。③自分の性行動に責任を持ち自己決定できる能力を持つなどが指導理念となる。性の問題は生涯にわたる心身の健康と男女の権利をおびやかす可能性を持っており、正しい知識を得て主体的に考えていくことが大切である。このような性教育理念は「包括的性教育」ともいわれている。

3) 包括的性教育とは何か

　性教育の理念でも述べたが、包括的性教育とは、人生のすべての性行動の選択場面に有効な性的自己決定能力の形成をめざす性教育のことであり、結婚までの純潔教育や禁欲・道徳主義的な性教育とは異なる教育方針である。

　純潔教育・禁欲教育は若い世代の性行動をコントロールするために「恐怖」

「恥」の印象を与えて抑制しようという方法をとる。たとえば、性行為をとどまらせるために、避妊の失敗率や中絶の怖さを中心に伝える。HIV などの性感染症も予防の知識よりはいかに HIV が怖いか、そうならないためには性行為を控えるといった論調で説明される。

一方、包括的性教育は性行為や中絶、HIV については偏らない情報をありのままに提供し、「恐怖」や「恥」でコントロールするのではなく、性行為は人間として自然な行為であり、楽しく幸せであることを伝え、避妊や予防的行為によって性の問題を回避できることを伝える。しかしながら若い世代では自分の行動や性の問題に対処できるほど成熟していないので、禁欲することもひとつの選択であることを伝え、自分自身で責任を持って考えるように促す。中絶を罪悪視させることはせず、かつ性行為をマイナスにとらえないようにし、自分が最も幸せになれる方法を考えさせる教育方法である。性を科学と人権、自立と共生の視点で捉え、学校だけでなく人生のさまざまな場面で総合的に対処できる能力を身に着けることを目指している教育内容である。

しかしながら、この包括的性教育も子どもの年齢や発達段階を無視した方法では、過激であからさますぎる性教育となる危険性がある。性教育の段階別目標を**表11**に示したが、乳幼児期から成人期にむけて、1 段階から 6 段階の目標へとひとつずつクリアしていく事が大切である。なんでも事実を教えれば良いのではなく、その子どもの発達年齢に合わせた教育がより必要になってくる。性教育は教師だけがするものではない。それゆえ、社会や保護者が受け入れられない性教育を展開しているだけでは成果が上がらない。関係機関や周囲と足並みをそろえて効果が期待できる部分もあるため、性教育に携わる人たちはあまり先鋭的にならない教育を意識する必要がある（**表12**）。

「包括的性教育の推進に関する提言書」は、世界の性教育の指針である「国際セクシュアリティ教育ガイダンス」（2009 年に発表、2018 年に第 2 版）においてはユネスコが中心となりその内容が発表されている。8 つのキーコンセプトは年齢で分けたグループ毎の学習目標が定められている。

キーコンセプトは以下の 8 つである。1. 関係性　2. 価値観、権利、文化、セクシュアリティ　3. ジェンダーの理解　4. 暴力と安全確保　5. 健康と幸福のためのスキル　6. 人間のからだと発達　7. セクシュアリティと性的行動　8. 性と生殖に関する健康

年齢で分けたグループは（5～8 歳／9～12 歳／12～15 歳／15～18 歳）の 4 段階である。キーコンセプトにはグループごとの成長過程に合わせた学習目標が定められている[☆1]。世界的には 5 歳から包括的性教育が始められているが、わが国の 5 歳児は就学前であり、教育体系や教育内容は今後より検討されなければならない。

表11　性教育の段階別目標

1段階．自分に自信を持ち自分の性別や身体の男女差を肯定的に受け止める
2段階．家族や友達の関係が安定し、思いやりの気持ちや命の大切さを実感できる
3段階．二次性徴についての理解と心身の変化を受け入れる
4段階．恋愛や性的な関係を理解し、避妊や性感染症予防の知識をもつ
5段階．性暴力の被害者および加害者にならない
6段階．自分の性の悩みを解決し、性の健康を増進する行動ができる

表12　学校における性教育の留意点

1．学校全体の教職員の理解とコンセンサスが必要
2．学校長の理解と推進は最も性教育がスムーズに実施できる
3．保護者と関係機関の連携、足並みをそろえる
4．教員の性教育スキルの向上と研修

4）思春期における性教育の内容と方法

　性教育の内容については図18に示すような項目があげられる。この内容は主に性的に意識が高まり性行動も活発化する思春期の子どもを対象とした内容である。なかでも近年は望まない妊娠を防ぐための避妊や性感染症予防についての教育が切実に求められている。さらに、近年の若者は心理・社会的能力のうち、「自分を大切にする」「相手を思いやり尊重する」「行動の結果を考える」などの能力が未熟であり、性に対する科学的な知識の提供と並行して、これらの能力を高める教育が必要になってきている。

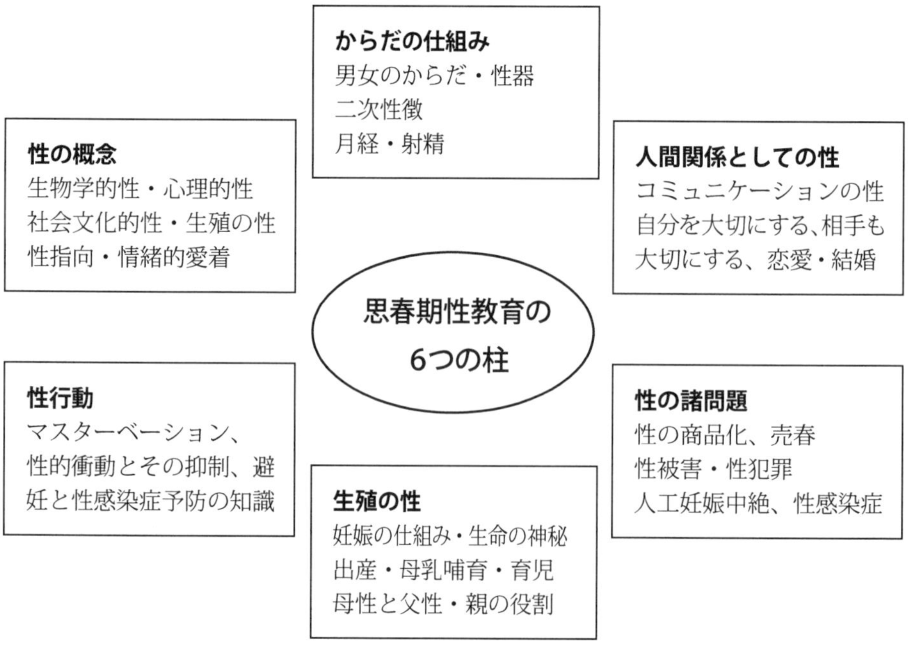

からだの仕組み
男女のからだ・性器
二次性徴
月経・射精

性の概念
生物学的性・心理的性
社会文化的性・生殖の性
性指向・情緒的愛着

人間関係としての性
コミュニケーションの性
自分を大切にする、相手も
大切にする、恋愛・結婚

性行動
マスターベーション、
性的衝動とその抑制、避
妊と性感染症予防の知識

生殖の性
妊娠の仕組み・生命の神秘
出産・母乳哺育・育児
母性と父性・親の役割

性の諸問題
性の商品化、売春
性被害・性犯罪
人工妊娠中絶、性感染症

思春期性教育の6つの柱

図18　思春期の性教育の6つの柱

以前の性教育は教師や講師が講義形式で教育することが多かったが、最近はグループディスカッションを取り入れて仲間との意見交換をしたり、クイズ形式で望ましい性行動の自己決定プロセスを学ぶなど、目的に沿って多様化してきている。また、仲間相談という形のピアカウンセリングも行われており、教師や大人の意見には反発を覚える思春期世代には、強制感が少なくアドバイスを受容しやすいというメリットがある。また、不適切な性行動は相手とのコミュニケーション能力の不足から起こっていることも多く、ライフスキルなどの手法をとりいれた教育も行われている。

　思春期の性教育は図18に示すように、6つの柱で考えると理解しやすい。しかしながら、思春期の世代でも性のニーズが様々なカテゴリーに分けられる。以下の4つのグループに大別される。①性に対して否定的感情のある性交未経験者（性的発達の遅れ、性被害経験がある、親や周囲が性に対して厳格すぎる）②性交未経験者（性に関心はあるが性行動の抑制とコントロールができる）③性交経験者（ステディな関係を守る、避妊・性感染症予防を実践）④危険な行動を避けようとしない性交経験者（不特定な交際相手、避妊・性感染症予防をしない、アルコールや危険ドラッグ使用、性被害経験がある）

　思春期の多くは②の性交未経験者であり、最も問題を抱えやすいのは④の危険な行動を避けようとしない性交経験者であり、次いで①性に対して否定的感情のある性交未経験者である。①の性交未経験という点は全く問題無いが、否定的感情が強すぎるのは、今後の健康なセクシュアリティを築いていく過程に困難が伴いやすい。このように思春期とひとくくりで考えることは適切でなく、様々なニーズのグループがあり、性教育においても様々なニーズに対応できるプログラムを用意する必要がある。全体で行う内容や個別に対応する内容の検討、相談しやすい体制を整えるなどの対策が必要である。

セックス（性交）はいつから教えたら良いか

　幼児期からセックスを教えるという考え方もあり、絵本なども使いながらペニスを膣に挿入するという説明をする場合もある。しかしながら、セックスとはただ単にペニスが膣に挿入されるという現象を理解するだけでは不十分である。セックスは恋愛や人間関係、セックスに伴う責任やリスクも含めて伝えるためには年齢的に無理がある。中学生くらいになってようやく、自分の二次性徴や恋愛、妊娠のメカニズムや性感染症について理解できるようになる。もちろん子どもの理解や発達に個人差はあるが、セックスを科学的に教えるためには中学生ぐらいの理解力が必要と考えられ、この時期に科学的に教えていくことが適切と考えられる。

とはいえ、日本の学校教育ではセックスは教えていないので、そのプロセスがなく、いきなり避妊と性感染症予防を教えるという状況になっている。では、子どもたちはどこでセックスを知るのか。それは友人や雑誌・ネット情報から小学生でも容易に知ることになる。正しくセックスを教えるまでに情報の不確かな、商業主義的なセックス情報にさらされるということになる。それゆえ、中学になるまでセックスを教えないと間違ったセックス情報が先に入るという問題もあり、子どもの年代や理解力に合わせた教育内容・方法をさらに検討していく必要がある。また、セックスを教えるためには指導者の能力や力量も求められる。指導者の養成なども併せて充実させていく必要がある。

5）生涯にわたる性の発達支援

人間の性は一生にわたって常に寄り添い存在すると学習してきたが、ここでは広義の性教育としての生涯にわたる性の発達支援について述べる。

前項では思春期の性教育内容について具体的に述べたが、思春期の時期だけでなく、本来は生まれてから年老いて死ぬまでの長い人生における性の支援が必要である。思春期に前の乳幼児期、学童期の性の発達支援も非常に重要である。健康なセクシュアリティの発達は思春期の教育だけがすべてではなく、成人してからも様々な性に関する課題があり、それをうまくクリアしながらさらなる成熟と発達を続けていくものである。

表 13 は人間の生涯発達における段階別性の発達支援内容を整理したものである。どの段階においても性の発達課題があり、その都度、適切な性の支援が受けられるようにしていく必要がある。いずれの年代においても性が充実していることは生活の満足感と質（QOL）を上げることになる。

6）幼児期から子供に教えるプライベートゾーン──性被害防止にむけて

13歳未満の子どもの被害における最も多い罪種は強制わいせつである。また、幼児の誘拐事件は時々発生しているが、以前は身代金目的であったが、近年は小児性愛者による性的目的の誘拐が増えてきている。性的目的の誘拐は殺人事件に発展することが多く、子どもをその危険から守ることは非常に重要である。とはいえ、子どもに始終付き添うことが現実には不可能であり、子ども自身も犯罪から自分の身を守るスキルを習得しておくことは大切である。プライベートゾーンの教育は性被害から身を守ることに繋がり、かつ健康なセクシュアリティを育てる性教育としても重要なことである。

表13 性的発達支援（発達段階別支援内容）

発達時期	セクシュアリティの発達	支援内容
乳幼児期 誕生〜 6歳ごろまで	五感の発達、基本的信頼の形成 基本的な快の感覚（口唇期・肛門期）の発達 自分の身体、性別や性器の違いを知る プライベートゾーンを知る・守る	大人との信頼感、十分なスキンシップ 心地良いケアと抱擁 トイレットトレーニング 身体（性器）の清潔、性被害予防 プライベートゾーンと性被害予防
学童期 小学校低学年	親と自分のつながり、自分の誕生について知る 家族の大切さと役割・協力、他者を大切にする 自分の身体の仕組みを知る、男女の違い	命や誕生について、命の大切さ 家族とのつながり
思春期 小学校高学年 中学生 高校生	家族への愛、徒党時代（仲間との一体感） 他者を尊重すること（相手の権利を尊重） 二次性徴（初経・精通現象などの身体変化） 性意識の発達、異性や恋愛への関心 性的指向、マイノリティの性に関する知識	二次性徴による身体変化、発達の個人差 生殖過程（性交・妊娠・出産）の理解 子宮頸がん予防ワクチン接種 マスターベーションについて 恋愛・性的触れ合い、性交
青年期 大学生	性的アイデンティティの自立、性行動の活発化	避妊・性感染症（HIV）、2010年増刊号 p.633 より 性衝動および性行動のコントロール 家族・結婚・育児について 性被害予防、性犯罪予防、子宮がん検診
成熟期 20代〜 40代前半	恋愛や結婚、パートナーを得る 性行動の活発化と安定 性機能の問題や悩み、生殖器の異常や疾患	避妊・性感染症予防（HIV）、 マリッジカウンセリング、性カウンセリング 結婚・出産・育児支援 子宮がん検診、乳がん検診、婦人科疾患の知識
更年期 40代後半〜 50代前半	更年期障害（男女ともに性ホルモンが低下）	子宮がん検診、乳がん検診、婦人科疾患の知識 更年期障害への対応、生活指導
老年期 60代〜	慈しみの性、夫婦やパートナー関係のさらなる 深化と安定	子宮がん検診、乳がん検診 恋愛や性的触れ合いのすすめ

　プライベートゾーンとは水着で隠れる部分及び口のことである。このプライベートゾーンは幼稚園児程度から教えて行くことが可能である。

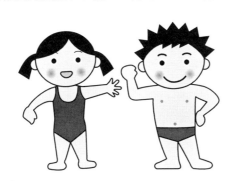

図19　プライベートゾーン

以下のような内容を日ごろから教えていく。

　○プライベートゾーンは大切な部分だから清潔にし、大事にしよう。

　○自分のプライベートゾーンは誰にも見せない。

　○自分のプライベートゾーンは誰にも触らせない。

○誰かがあなたに見せようとしても見ない。
○誰かが触らせようとしても触らない。
○プライベートゾーンを見せようとする人は悪い人。
○プライベートゾーンを触らせようとする人は悪い人。
○他の人がいるところでプライベートゾーンについて大きな声で話さない。

NO!!　いや!!　と言えるようになる練習
　○知らない大人から声をかけられ、車に乗せられそうな時。
　○場所や道を尋ねられ、一緒に来てほしいと言われた時。
　○プライベートゾーンを触られそうになった時。
　○プライベートゾーンを見せられそうになった時。
　○「いや」と言うのにしつこく嫌なことをされそうになった時。

　子どもに対して性的な犯罪をする大人は大方が以下のようなことを子どもに話すことが多い。約束を破ったら両親や家族にひどいことをしてやる、と言われその脅しにずっと従っていることが多い。そのため、被害を受ける前から以下のような内容を教えておく。
　○「誰にも言ってはいけない」という大人は悪い人。
　○嫌なこと・怖いことがあったら必ず両親と先生に話す。
　○自分も誰かに「いや」と言われるようなことをしてはいけない。

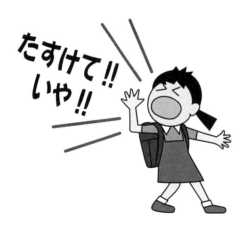

図20　被害防止のSOS

4．性の発達支援における保護者の役割

　子どもの性の発達支援において、親子関係や家庭環境はとても重要な要因である。学校教育における性教育の基礎となる位置づけである。親子がお互いに愛情と信頼で結ばれ、安心できかつ居心地の良い家庭環境が基盤である。保護者としてはまずは夫婦関係を安定させ、家族が家で安らぐことが出来る家庭を作ることが大切である。その基盤が確実に形成されていると、子どもたちは性

に関する正しい知識やたくさんの性情報の中から適切な情報を取捨選択し、それぞれの健康な性行動を決定していく能力が高まる。

乳幼児期から小学校低学年

　乳幼児期には子どもとの基本的信頼を築き、抱っこ・頬ずり・マッサージ・おんぶ・添い寝などのスキンシップをたくさん行い、子どもに心地よさと安心感を育むことが大切である。子どもたちが自分の存在を「生まれてきて良かった」「生きているって楽しい」「両親や家族に大切にされている」と思える自己肯定感を持たせることである。また、保育園・幼稚園・小学校低学年頃までは、家族だけではなく、友達との遊びやスキンシップ、仲間への思いやりをたくさん経験させることも必要である。

思春期：小学校高学年から中学・高校時代

　思春期になると、保護者と子どもたちとの関係性は表面上非常に難しくなりやすい。子どもたちは保護者からの独立の準備を始めなければならず、保護者や周囲への反抗心が一時的に強まる。とはいえ、これは思春期の発達課題であり、自我を形成するためには避けて通れない課題である。

　まずは、自分の身体が急激に変化し様々な驚きや不安にさいなまれる時期でもある。学校教育では二次性徴の教育も始まり、友人間やマスコミ情報などで男女ともにその知識は持っているのが一般的である。保護者としてはこの時期、子どもの二次性徴の変化を意識し、身体的な悩みや不安の解消をサポートすることが必要である。このとき留意したいのは、女子には母親が、男子には父親が対応することである。思春期には異性の親を避ける傾向が強まり、二次性徴についても異性の親から触れられるのは非常に不愉快だからである。過干渉にならないように注意しながら、常に子どもへの関心を持ち続けるという姿勢が大切である。ひとり親の場合は父親母親にかわる身近な大人が対応すると良い。

　女子では身長が140〜148cm以上、体重40〜42kg以上、乳房が膨らみ始めるなどの兆候から初経が近いと判断される。また急激な身長の伸びから1年前後で初経が始まることも多いので、日ごろから子どもの身体発育に関心を持ち、親としての心づもりをしておく。女子は母親から生理用ナプキンやショーツ、ナプキンを入れるポーチなどを準備してもらうことにより、母親への信頼感や安心感を高める。乳房が膨らみ始めたら、適切なブラジャーの準備なども必要である。

　女子は初経時の体験や周囲の対応が、その後の女性性に大きく影響する。なるべくショックが少なく、うれしい体験となるような対応が望ましい。母親が"生理は面倒""女に生まれて損した"という認識が強いと子どもへも否定的に伝わりやすい。また、月経時の手当てや月経痛の対応なども母親の大きな役割

であり、月経の周期などにも常に関心を寄せておく必要がある。若年世代の望まない妊娠はかなり妊娠月数が進むまで気づかれないことが多いが、これなどは母親の関心があれば避けられることである。

　男子のマスターベーションや性的な雑誌・写真などについては、こちらも性的に健康な行動であり父親が先輩として自分の経験を話す機会があるとよい。包茎の心配や、DV（デートDV）や避妊、性感染症、性犯罪防止の内容も父親と話せるのが理想である。しかしながら、一般的に男性は女性に比して正しい性情報を得る機会が少ない。父親も正しい性知識を持っていないと子どもへも適切な対応ができにくい。父親世代や若い男性への正しい性知識の普及も今後の大きな課題である。

直接的な性の話は避ける

　思春期の子どもたちは二次性徴の話は同性の親とは話せるが、恋愛や性経験については親にも話さないのが健康な思春期である。親子で性行為や避妊の話をすることはお互いに非常に抵抗感があるということは当たり前のことである。『性教育では科学的な知識を』という言葉に惑わされて、子どもと直接的な性行為に関する話をする親もいるが、実はあまり適切ではない。子どもに対して

コラム 15

赤ちゃんはどこから来るの？　どこから生まれるの？

　子どもへの性教育で大切なことは非科学的なことやうそを教えないということである。たとえば幼稚園児に「赤ちゃんはどうやったらできるの？」と聞かれると大人は"性交をどう教えたらいいのか、困ったなあ"と構えてしまいがちだが、"お父さんの赤ちゃんのもととお母さんの赤ちゃんのもとが一緒になって赤ちゃんができるんだよ"とか"お父さんとお母さんが愛し合って仲がいいとできるんだよ"と答えるとよい。決して"コウノトリが運んでくる"とは言わないことである。

　「どこから生まれるの？」に対しては"お母さんから生まれるんだよ。女の人にはうんちとおしっこが出てくるところの間に赤ちゃんの通り道があるのよ"などと答えると、案外「ふーん、そうなんだ」と納得します。

　また、この年ごろの子どもたちは"お父さんのペニスがお母さんの…"という答えを期待してはいないし、性交を具体的に説明しても理解が難しい。反対に「○○ちゃんはどう思う？」と質問すると、子どもはなかなか独創的な意見や自分が知りたいレベルで答えてくれることがあるので、答える内容の参考になる。妊娠や出産の子ども用絵本を利用する方法もある。

　子どもの年代や理解力などの発達段階に合わせて理解できることばや内容で説明し、大人がはぐらかさないできちんと答えてあげることが必要である。

「もう経験したのか」「どこまで経験したのか」などは親といえども子どもに質問するべき内容ではない。性経験は子どもにとってもプライバシーであり、親だからと言って聞く権利はない。

また、親自身の性交渉の経験談も不適切である。親があからさまに性行為についての話題を話すことによって、子どもにとって性行為の防波堤が低くなってしまいがちである。思春期の子どもたちには性行為はしない方向で関わることが必要である。ところが親がこのような対応をすることによって、親が子どもの性行為に抑止的に働けず、反対に後押しするような影響が出てしまう。

成人するまでは、親は性行為に抑止的なメッセージを発することの方が大切である。また、子どもたちの性行動の加速・逸脱の要因には性的関心の高まりだけではなく、寂しさや自己否定、誰かにそばにいてほしい、家庭に居場所がないなどの問題も大きく、幼少時からの家族関係・家庭環境を安定させることが大変重要である。必ずしも親が専門的な性教育を実施する必要はなく、学校や専門家の性教育をうまく活用し、連携していくことの方が効果的である。

5. リフレイミングを活用した性教育

クイズ、この場合セックスする？　しない？

若い世代の性知識は仲間同士の情報交換や会話の中から定説化することが多い。その中には間違った知識や不適切な考え方も少なくない。近年健康教育や性教育の中で、リフレイミングという手法がとりいれられており、いわゆる思いこんでいる事柄を、新たな視点や枠組みで考え直す、見直すという方法である。

Ex.

「愛しているからセックスをする」は正しい？　誤っている？

　　　　　答えは　×　誤っているです。

その理由には以下のことが挙げられます。
- 愛していなくてもセックスをする人がいる
- 愛していてもセックスだけが愛情表現ではない
- 愛がなくてもお金のやり取りでセックスする人がいる
- 愛していても、セックスしたくない時もある
- 愛していても、避妊や性感染症予防の準備がない時はしない方が良い
- 愛していても自分はまだセックスの関係を持ちたくないと思ったらしない方が良い

このように、「友達がそうだから」「雑誌やテレビではそんな感じ」「相手が望んでいるから」を根拠にセックスするのではなく、自分でよく考えて、自分の責任で行動することの大切さ、人と同じように行動しなくて良いこと、自分が誰と、いつ、どんな性的経験をするかは自分で決めることが大切というメッセージを伝えていく必要がある。実際に高校生にクイズ形式でやってみると、「あ、そういう考えもあるのか」「なんかそうするのが当たり前と思いこんでた」「彼・彼女の希望だけ優先しなくていいんだ」「お互いが幸せじゃなきゃね」「ほんとは高校生はまだ経験しない方が何かと安全だよね」などの意見が聞かれるようになる。ちょっとした工夫と刺激で思い込みを変化させることが可能になってくる。

6. セクシュアリティの支援において大切なこと

支援者・指導者として望ましい資質

　筆者はセクシュアリティの相談や支援をする際の、支援者の姿勢として忘れられない体験がある。それは、思春期女子の電話相談を始めた頃の体験である。出版社の一角で、電話相談を行っていたが、周囲には男性の編集者もおり、性器の名称等を話すことに多少とまどいながら相談を受けていた。ある高校生の相談で、「あまり知らない男の人の家に遊びに行ったら、そこで無理やりセックスされちゃってすごくショックです」という内容であった。

　しばらく会話が続いたが、相談者が急に話さなくなり、電話を切られてしまった経験がある。最初は急に電話を切られて不愉快だと思ったが、筆者にとっては非常に反省しなければならない出来事であった。電話を切られた原因は、筆者が「知らない男の人の家に何故遊びに行くのか。不注意ではないか。本当にレイプされたのか疑問だ」などの思いが強く、その思いが電話の対応だけでも強く伝わってしまったという点である。レイプ被害者に対して当時は筆者自身も偏見を持っていたこと、相談者の訴えを傾聴し相談者の立場になって考えるという支援者としての基本ができていなかったからである。電話を切られたことは、支援者としての原点にもどった貴重な体験であり、現在まで常に意識している支援者としての姿勢である。

　以下にセクシュアリティに関する相談において、支援者や指導者の望ましい資質をあげておく。もちろん、この資質が完璧に揃っている支援者・指導者は少ないであろう。しかしながら、話しにくい性の問題を相談してみようと思う支援者・指導者にはこれらの資質が必ずいくつか備わっている。

　　○　性について肯定的な認識を持っている

- ○ 支援者自身の性が健康で成熟している
- ○ オープンで正直なパーソナリティ
- ○ 科学的で最新の知識や情報を持っている
- ○ 多様な意見を受け入れる柔軟さがある
- ○ 親しみやすく相手を緊張させない雰囲気がある

相談・支援をする際の留意点

支援の際には、以下の点に留意することが必要である。

1. 答えを与えるのではなく、当事者（相談者）が答えを見つけることを支援する。
   これはカウンセリングの基本であるが、いかなる時でも支援者は答えを見つけることが重要ではない。相談者は自分の言葉で話すプロセスの中で自己分析や対応策を自分なりに見つけていることが多いからである。また、支援者が答えを見つけても、相談者が納得できなければ効果がなく、支援者の意見の押し付けになってしまう。最終的には相談者が自分で判断・自己決定できるように正しい情報の提供が必要である。
2. セクシュアリティは極めて個別性の高い問題であるため、安易な一般化を避ける。
   セクシュアリティのあり方や価値観は個人差が大きく、良かれと思って支援者が一般論をアドバイスしても解決には結びつかない。
3. 専門家の立場で個人的な意見を押し付けない。
   未熟な支援者や専門家がやりがちで典型的に不適切な対応である。

前述した3項目はカウンセリングや相談援助を行う際の基本的対応である。相談において適切な対応が取れるためには、まずは相談援助の基本を身に着けることが大切である。その上で、セクシュアリティに関する科学的知識を持つことが必要である。

対人援助に携わる職種の人たちは、性の側面からのケアを、すべての対象者において意識することが大切である。そして、その対象者の年代的特性や性の発達段階を日ごろから意識しておくことが大切である。経験が少なく若いときには性の支援方法が未熟であることは仕方がないことである。専門的な介入方法の学習と研鑽を積み重ねてスキルアップの継続をしていくことが必要であり、自分の力量ではむずかしいと感じたときには、ベテランのスタッフにつなぐことも必要である。支援者・指導者自身の性を成熟させることも大切である。

性の支援者・指導者としてこれらの資質をなるべく多く備えるように努力を重ね、性支援を実践してほしいと願っている。

おわりに

　本書は 2015 年に刊行された「ヒューマンセクシュアリティ論ノート - 看護・保育・教職課程のために」の改訂版です。2018 年に現在のタイトル「看護・保育・福祉・教職課程のためのセクシュアリティ論ノート」に変更しました。

　私は助産師としての臨床を開始してからおよそ 40 数年間、セクシュアリティについて関心を持ち研究と教育を続けてきました。当初は文献も資料も少なく、研究者も少ない状況のなか、ほぼ独学に近い状態でした。2020 年の第 2 刷で終わりと思っていましたが、退職後も非常勤講師等の依頼があり増刷することになりました。今回の増刷にあたり、ここ数年大きな議論となっている包括的性教育や LGBT に代表されるセクシャルマイノリティに関する既述個所を修正・変更する必要に迫られ、自分の 40 年前からの知識や経験は視野や価値観を広げるために大変役立ったと思っています。また、ここまで長く続けてこられたのは、学生たちの存在があったからだと思います。授業後のフィードバックペーパーを読み、受講生への感謝と教員としての満足感を感じながら頑張れました。

　最後になりますが、初版の出版に向けて強く背中を押してくださり、常にサポートと助言を下さった大空社出版の西田和子様、今回の重版でお世話になりました代表取締役の鈴木信男様と間島哲也様に深く感謝申し上げます。

　　2025 年 3 月

　　　　　　　　　　　　　　　　　　　　　　　　　　　　　　　　益田　早苗

参考文献

★引用　☆参考

Ⅰ　性：セクシュアリティの概念
- ★1　松本清一・宮原 忍監修『セクシュアル・ヘルスの推進―行動のための提言　増補版』JASE 日本性教育協会　2015　p12　表1より
- ★2　前掲書1　p12　表1より
- ☆1　新井康充『脳の性差―男と女の心を探る』協立出版　2001
- ☆2　新井康充『脳から見た男と女』講談社　1983
- ☆3　内閣府『男女共同参画基本計画（第2次）』第2部2（2）項　2005
- ☆4　松本清一・宮原忍監修『セクシュアル・ヘルスの推進―行動のための提言　増補版』JASE 日本性教育協会　2015　p43-47
- ☆5　平成7年版『厚生白書』PDF 版
- ・リード・ボーランド著、アニカ・ラーマン、房野桂訳『性と生殖に関する権利―リプロダクテイブ・ライツの推進』明石書店　1997
- ・藤掛洋子『人口問題に関する国際会議の論点の評価・分析―リプロダクティブ・ヘルス／ライツの議論を中心に』2001　PDF 版
- ・須藤廣『高校生のジェンダーとセクシュアリティ―自己決定による新しい共生社会のために』明石書店　2002
- ・日本精神神経学会監修、髙橋三郎・大野裕監訳『DSM-5　精神疾患の分類と診断の手引き』医学書院　2014
- ・季刊セクシュアリティ「SRHR はからだの権利」107. エイデル研究所　2022
- ・柘植あづみ「日本におけるセクシュアル・リプロダクティブ・ヘルス / ライツの現状と課題」35 巻 9 号　p10-13 連合総研レポート DIO.2023

Ⅱ　人間の一生と性：ライフサイクルと性
- ☆1　フロイト、懸田克身弓訳『精神分析学入門Ⅱ』中央公論社　2001
- ☆2　玉熊和子・益田早苗「産後育児期の夫婦のセクシュアリティについての検討」『日本性科学会雑誌』Vol.24、No.1　2006　p33-41
- ☆3　玉熊和子・益田早苗「妊娠期および産後育児期の 夫婦間の性的関係に関する研究」『日本性科学会雑誌』Vol.26、No.1　2008　p46-55
- ・大工原秀子『老年期の性』OP 叢書 11　ミネルヴァ書房　1979
- ・浅井春夫『子どもの性的発達論入門―性教育の課題にチャレンジする試論10章』十月舎　2005
- ・浅井春夫『子どもたちと育みあうセクシュアリティ―養護施設での性と性の支援実践』クリエイツかもがわ　2005
- ・新道幸恵編『母性看護学概論・母性保健／女性のライフサイクルと母性看護』第2章セクシュアリティ　メジカルフレンド社　2010
- ・平岩幹男編著『思春期の性の問題をめぐって―現状とその対応から教育まで』診断と治療社　2011

Ⅲ　性行動と性反応
- ☆1　岩室紳也『イマドキ男子をタフに育てる本』日本評論社　2013　p16　図3を参考に作成
- ☆2　村瀬幸浩編『ニュー・セクソロジー・ノート』十月舎　2000
- ☆3　W.H. マスターズ・V.E. ジョンソン『人間の性反応』池田書店　1980
- ☆4　前掲書2
- ☆5　永尾光一・田島政晴・中山孝一「思春期男子におけるマスターベーション教育の問題点」『思春期学』Vol.30　No.1　2012　p61-62
- ☆6　池田稔・池田景子「ハンズフリー Masturbator が有効であった膣内射精障害の一例」『日本性科学会

雑誌』Vol.33　No.1　2015　p69-72
- ☆7　北村邦夫『第6回男女の生活と意識に関する調査』結果概要PDF版　2013
- ダイヤグラムグループ編、池上千鶴子・根岸悦子訳『SEX』鎌倉書房　1982
- 石浜淳美『Sexuality Manual －セクシュアリティの保健指導』HATO書房　1984
- 佐藤龍三郎『男性と女性の性生理』JASE日本性教育協会　1998
- 小形桜子『モア・リポートの20年－女たちの性を見つめて』集英社新書　2001
- 吉沢豊子編『女性生涯看護学』真興交易医書出版部　2004
- 益田早苗監修『Teens' Love －大切にしよう自分の性』青森県立保健大学ピアカウンセリングサークル作成冊子　2005
- 新道幸恵編『母性看護学概論・母性保健／女性のライフサイクルと母性看護』第2章セクシュアリティ　メジカルフレンド社　2010

Ⅳ　少数派マイノリティの性

- ☆1　針間克己・平田敏明編著『セクシュアル・マイノリティへの心理的支援』岩崎学術出版社　2014
- 川野雅資編著『セクシュアリティの看護』メジカルフレンド社　1999
- "人間と性"教育研究所『同性愛・多様な性セクシュアリティー人権と共生を学ぶ授業』子どもの未来社　2002
- 益田早苗「性（セクシュアリティ）に関する看護の動向と傾向－文献から見た障害と性の看護に焦点をあてて」『リハビリテーション看護研究』8　医歯薬出版　2003　p6-12
- 伊藤悟・虎井まさ衛『多様な性が分かる本－性同一性障害・ゲイ・レズビアン』高文研　2003
- レネー・ヘゲレーン（文）、ウッラ・レンベリ（写真）、ビヤネール多美子・瀬口巴訳『僕に愛のチャンスある？』明石書店　2004
- ハートブレイク『知的しょうがい者へのセクシュアリティ支援プログラム』2005
- 益田早苗「看護師・助産師によるセクシュアリティの支援」『作業療法ジャーナル』vol.44-7　三輪書店　2010
- 日本精神神経学会監修、高橋三郎・大野裕監訳『DSM-5　精神疾患の分類と診断の手引き』医学書院　2014
- 日本性教育協会『JASE現代性教育ジャーナル』№52　2015
- 一般社団法人「日本性同一性障害と共に生きる人々の会」ホームページ　http://gid.jp/html/GID?law/index.html（2015.9.5閲覧）
- 三菱UFJリサーチ＆コンサルティング「多様な人材が活躍できる 職場環境に関する企業の事例集～性的マイノリティに関する取組事例～」「多様な人材が活躍できる職場環境に関する調査」（厚生労働省委託事業）令和元年　PDF版2020
- 性同一障害・性別違和と共に生きる人々の会調査報告（2022年版）
- 斎藤佳苗「LGBT問題を考える－基礎知識から海外情勢まで」鹿砦社　2024
- 女性スペースを守る諸団体と有志の連絡会「「LGBT異論」鹿砦社　2024
- アビゲイル・シュライアー（著）岩波明（訳）「トランスジェンダーになりたい女の子たち」産経新聞出版　2024
- 性別不合に関する診断と治療のガイドライン（第5版）2024　PDF版

Ⅴ　性の諸問題

- ☆1　厚生労働省「令和4年度衛生行政報告例の概況」
- ☆2　厚生労働省エイズ動向委員会「令和5年エイズ発生動向の概要」
- ☆3　Melissa Farley, Ann Cotton, Jaqueline Lynn, et al, 'Prostitution and Trafficking in Nine Countries an Update on Violence and Posttraumatic Stress Disorder', *Journal of Trauma Practice* 2-3&4　The Haworth Maltreatment & Trauma Press　2003
- ☆4　小澤千咲・小畠秀吾「セックスワーカーの受動的継続性に関する考察－個室サウナ「X」で働く女性に対する質的・量的調査を通じて」『日本性科学会雑誌』Vol.32　№1　2014　p61-69

☆5　法務省　令和5年版『犯罪白書』
☆6　内閣府　平成26年度「犯罪被害者等施策」第189回国会（常会）提出資料PDF
☆7　内閣府「男女間における暴力に関する調査報告書―概要版」令和6年　PDF版
- デイビット・ジョーンズ著、作田明・一前春子訳『児童性的虐待』世論時報社　2001
- 障害者の生と性の研究会『知的障害者の恋愛と性に光をあてて』かもがわ出版　2003
- 特定非営利活動法人ヒューマンサービスセンター『医療の場での傷つきの経験　調査報告書』　2003
- 河合香織『セックスボランティア』新潮社　2004
- J.ハーマン、佐々木綾子・宮地尚子訳「見慣れた風景にまぎれて―売春をめぐる臨床的考察」『現代思想』9　vol.33-10　青土社　2005　p204-217
- リチャード・B・ガードナー著、宮地尚子他訳『少年への性的虐待―男性被害者の心的外傷と精神分析治療』作品社　2005
- 藤岡淳子『性暴力の理解と治療教育』誠信書房　2006
- 日本精神神経学会『性同一性障害に関する診断と治療のガイドライン（第4版）』PDF版　2006
- 別冊宝島集部編『ザ・風俗嬢　これが私達の生きる道』宝島社　2006
- 髙橋真規子『少女たちの性はなぜ空虚になったか』生活新書　NHK出版　2008
- 石川瞭子編著『性虐待を防ぐ―子どもを守る術』誠信書房　2008
- 新道幸恵編『母性看護学概論・母性保健／女性のライフサイクルと母性看護』第2編　第2章成熟期女性の理解と看護　メジカルフレンド社　2010
- 一般社団法人日本家族計画協会『第6回男女の生活と意識に関する調査』結果（概要）　2012
- 内閣府　「平成26年度犯罪被害者等施策（概要）」
- 東小雪『なかったことにしたくない―実父から性的虐待を受けた私の告白』講談社　2014
- 中村淳彦『日本の風俗嬢』新潮新書　新潮社　2014
- 日本性教育協会『JASE現代性教育ジャーナル』№51　2015
- 藤森和美・野坂祐子「子どもへの性暴力」誠信書房　2020
- 男女共同参画白書　令和4年版　PDF
- 村中里子「グルーミングから始まる性暴力」教育・教育科学研究所（925）36-42　2023
- 斉藤章佳「子どもへの性加害・性的グルーミングとは何か」幻冬舎　2023
- 日本性分化疾患・患者家族会連絡会ネクスDSDジャパンH.P
  https://www.nexdsd.com/dsd（2024.2/28閲覧）

Ⅵ　性の支援の実際
- 益田早苗「思春期の性の援助について」『看護教育』第32巻第1号　医学書院　1991　p2-43
- 日本性教育協会編『性教育　新・指導要領解説書』小学館　1992
- 武田敏・川野雅資『看護と性』医学書院　2000
- 小野敏子・野田洋子他「幼児期における性教育に関する幼稚園教諭の認識」『川崎市立看護短期大学紀要』14巻1号　2009　p55-61
- 田中友美、三津井道代「保育所で勤める保育士の性教育に対するニーズ」『奈良県母性衛生学会雑誌』22号　2009　p39-40
- 木原雅子『10代の性行動と日本社会―そしてWYSH教育の視点』ミネルヴァ書房　2010
- 新道幸恵編著『母性看護学概論・母性保健／女性のライフサイクルと母性看護』第2編　第1章思春期の女性の理解と看護　メジカルフレンド社　2010
- 橋本紀子監修『こんなに違う！　世界の性教育』メディアファクトリー新書026　メディアファクトリー　2011
- 『平成20年度告知幼稚園教育要領・保育所保育指針』チャイルド社　2013
- 「見落とさないで性的イジメ」『季刊SEXUALITY』№61　エイデル研究所　2013
- 「性教育実践のためのキーワード51」『季刊SEXUALITY』No.72　エイデル研究所　2015
- ユネスコ編　浅井春夫訳「国際セクシュアリティ教育ガイダンス（改訂版）」明石書店　2020
- 髙橋幸子監、水野哲夫編著「中高生のための新しい性教育ワークブック」学事出版　2024

●著者紹介●

益田 早苗（ますだ さなえ）

学歴・資格：弘前大学医療技術短期大学部看護学科、助産学特別専攻科卒業（看護師・助産師）、東洋大学大学院社会学研究科社会福祉学博士後期課程修了（社会福祉学博士）

職歴と主な活動：東京女子医科大学看護短期大学助手、青森県立保健大学健康科学部准教授、武蔵野大学看護学部教授を経て、2013年より東京成徳大学子ども学部教授（2023年3月、定年退職）。ティーン雑誌の身体と性の電話相談員、ピアカウンセリンググループの立ち上げと養成、中学・高校生、保護者・教職員への性に関する講演、知的障害者への性支援などの活動と研究を行ってきた。

　また、青森県立保健大学・武蔵野大学・東京成徳大学においては「セクシュアリティ論」科目の開講と看護学生および保育・教職課程学生への本格的なセクシュアリティ教育に取り組んだ。

看護・保育・福祉・教職課程のための
セクシュアリティ論ノート

発　行　2018年 4 月 7 日　第1刷
　　　　2020年11月28日　第2刷
　　　　2025年 4 月 6 日　修訂第3刷

著　者　益田早苗
　　　　©2018, 2020, 2025 MASUDA Sanae

発行者　鈴木信男
発行所　大空社出版　　www.ozorasha.co.jp
　　　　〒189-0001 東京都東村山市秋津町5-24-13-101
　　　　電話 042-306-3383　　eigyo@ozorasha.co.jp

万一、落丁・乱丁の場合はお取り替えいたします。

ISBN978-4-908926-40-2 C3036　　定価(本体 2,000 円＋税)

学術資料出版
大空社出版
www.ozorasha.co.jp

(2025.4)

資料に命いのちを
作品に心こころを
形にして伝える。

アジア学叢書 既刊・367巻(53回配本) 2023.9
江戸時代庶民文庫 小泉吉永解題　全100巻・別巻2　2022.5完結

看護・保育・福祉・教職課程のためのセクシュアリティ論ノート　益田早苗　2025.4（修訂3刷）
うりずんの小路　三島良子　2024.9
八五歳からの日記　コロナ巣ごもりの記　髙野繁男　2024.4
輪島聞声事典（わじまもんじょうじてん）　米村美奈・割田剛雄　2024.3
ホイットマンに響き合う　ホイットマン論攷集究　諸坂成利　2024.3
高度経済成長と社会教育　辻浩編　2024.1
日本工業博物館史の研究　馬渕浩一　2023.10
制度はいかに進化するか　技能形成の比較政治経済学　K・セーレン（石原俊時・横山悦生監訳）　2022.3
少年行刑の歴史からみる知的障害者福祉の萌芽　末松惠　2022.3
私の記録、家族の記憶　ケアリーヴァーと社会的養護のこれから　阿久津美紀　2021.8
「劣等児」「特別学級」の思想と実践　阪本美江　2021.5
国際協力への扉　冨岡丈朗　2021.4
京都「特別学級」成立史研究　史料と論究　玉村公二彦　2021.2
絆を伝えるソーシャルワーク入門　社会福祉・児童家庭福祉・相談援助のサブテキスト　宮武正明　2021.2（3訂版）
近代社会教育における権田保之助研究　娯楽論を中心として　坂内夏子　2019.8
詩集 内場幻想　宮武孝吉　2019.7
漱石を聴く　コミュニケーションの視点から　小川栄一　2019.3
歩いてみよう 志津　史跡・いまむかし　宮武孝吉　2018.9
明治＝岩手の医事維新　医師・三田俊次郎の挑戦　三田弥生　2018.8
「翻訳詩」事典　フランス編　榊原貴教　2018.7
学校体育におけるボールゲームの指導理論に関する研究　フラッグフットボールを中心にして　宗野文俊　2018.3
日本における女子体育教師史研究　掛水通子　2018.2
新しい時代の学校教育と教職の意義　神山安弘　2017.12
続 臥酔　髙野繁男　2017.11
あなたに平安がありますように　七人の息子を育て 福祉現場に生きて　佐竹順子　2017.6
井上靖『猟銃』の世界　詩と物語の融合絵巻　藤沢全　2017.4
みだれ髪　与謝野晶子（鳳晶子）　2017.4
近代日本語史に見る教育・人・ことばの交流　日本語を母語としない学習者向け教科書を通して　伊藤孝行　2017.3
文明開化の歌人たち　『開化新題歌集』を読む　青田伸夫　2017.2
高等学校における「親性準備教育」の在り方　玉熊和子　2017.2

社会福祉調査研究会編集部編・同事務局発行・大空社出版発売
　戦前日本社会事業調査資料集成 別巻（調査資料文献／概要）　2019.12
　戦前日本社会事業調査資料集成 補巻（災害救助）　2017.10

金子みすゞ童謡集 **繭と墓**　2003.10［大空社］

シリーズ **福祉に生きる**　企画・編集：津曲裕次　既刊71巻［大空社1998～］
　71. 久保寺保久　高野聡子　2019.8　　70. 白沢久一　宮武正明　2017.7
　69. 長谷川りつ子／長谷川よし子　米村美奈　2017.5　　68. 平野恒　亀谷美代子　2018.3